함께 살아가기 위한 말

認知症心理学の専門家が教える　認知症の人にラクに伝わる言いかえフレーズ

NINCHISYOU SHINRIGAKU NO SENMONKA GA OSHIERU
NINCHISYOU NO HITO NI RAKU NI TSUTAWARU IIKAE PHRASE

Original Japanese edition published by Discover 21, Inc., Tokyo, Japan
Korean edition published by arrangement with Discover 21, Inc.

치매,
그날이 와도
걱정 없이

함께 살아가기 위한 말

사토 신이치 지음 · 이유진 옮김

시원북스

들어가며

함께 살아가기 위한 말

나는 치매 심리학 전문가로서 40년 동안 치매 환자의 심리를 연구해왔다. 치매 환자의 말과 행동이 가족들에게는 곤란할 때가 많지만 환자 본인은 나름의 생각과 이유가 있다. 그러니 그 말과 행동의 이유를 알면 간병이 편해질 것이다.

1부에서는 다양한 원인으로 발생하는 '치매'라는 병에 대해 돌보는 사람이 알아야 할 정보를 가능한 한 간결하게 정리했다. 치매 초기라면 아직은 환자 본인이 직접 할 수 있는 것과 이해할 수 있는 것이 많을 것이다. 돌보는 사람은 환자의 어려움을 파악하면서 할 수 있는 것과 이해하는 것을 꼼꼼하게 관찰해 본인이 할 수 있는 일은 직접 하도록 하되 위험하지 않은지 지켜보자.

그러나 치매가 진행되면 못 하는 것들이 조금씩 늘어나므로 도움이 필요하다. 이해하기 어려운 말과 행동에도 분명 뭔가 이유가 있으니, 이럴 때일수록 이성적으로 대응해야 한다는 점을 기억하자.

나도 할머니와 아버지를 돌본 경험이 있어서 환자가 감정적으로 굴면 돌보는 사람도 감정적으로 대하기 쉽다는 것을 잘 알고 있다. "이성적으로라니! 그게 그렇게 쉬운 줄 알아!"라며 반감을 느끼는 사람도 있을 것이다. 그래도 감정을 다스리려고 노력해야 치매 환자와 돌보는 사람 모두 더 편하게 지낼 수 있다.

2부에서는 치매 환자와 가족 사이에 흔히 나눌 수 있는 대화를 다뤘다. 돌봄이 순조롭지 않다면 그 이유는 무엇일지, 그때 치매 환자는 무슨 생각을 할지 다시 한번 생각하다보면 새로운 방법도 떠올릴 수 있을 것이다. 모든 사람은 개성이 있으며 치매 환자 역시 마찬가지다. 그래서 치매 환자를 돌보는 사람의 고민도 다 다르다. 이 책에 나온 대로 한다고 해도 순탄하지 않을 수 있지만, 책의 내용을 참고해 지금까지의 돌봄 방법을 보완해보면 좋겠다. 돌봄에 정답은 없다. 늘 궁리하고 궁리해야 한다.

3부에서는 간병하는 가족들에게 자주 받는 질문을 Q&A 형태로 정리했다. 여기에서는 가능한 한 치매 환자의 마음에 다가간다는 생각으로 답했다. 어쩌면 지금 같은 고민을 하고 있을 수도 있고, 앞으로 고민하게 될 수도 있다. 잘 참고해 활용한다면 저자로서 아주 기쁠 것이다.

이 책은 치매 인지 실험 및 본인·가족·간병 종사자에 대한 조사, 꾸준한 사례 검토 결과를 토대로 집필했다.

오랜 세월에 걸친 연구로 치매 환자를 대할 때 언어가 매우 중요하다는 것을 알 수 있었다. '어떻게 전달하느냐'도 중요하다. 실제로 간병 현장에서 일하는 사람들은 늘 소통 방식에 신경쓴다. 나이가 들면 귀가 잘 안 들릴 뿐 아니라 긴 대화 내용을 파악하지 못하기 때문이다. 그래서 간병하는 직원들은 짧고 이해하기 쉬운 문장을 큰 목소리로 또박또박 귓가에 말해 환자에게 잘 전달되도록 노력한다. 말하는 것 외에도 눈 마주치기, 필요한 정보가 머릿속에 남도록 종이에 적어서 건네기 등 다양한 방법을 사용한다.

치매 환자에게 가족은 환경이다. 사람은 환경에 크게 영향을 받는다. 가족이 좋은 환경이 되어주면 환자가 편안하게 지낼 수 있다. 그러기 위해 가족이 가장 먼저 할 수 있는 일은 '따뜻한 언어 사용하기'다. 물론 가족에게도 도움이 될 것이다.

치매 돌봄에 당황하고, 괴로워하고, 슬퍼하는 사람들의 얼굴에 웃음꽃이 피는 모습을 상상하면서 이 책을 썼다.

사토 신이치

목차

들어가며 함께 살아가기 위한 말 5

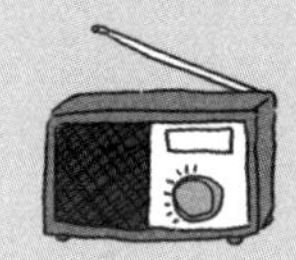

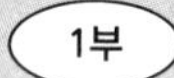

1부 몰랐던 치매

1장 치매의 유형

기억 장애로 시작해 천천히 진행되는 '알츠하이머형 치매' 22 | 기억·말·감정에 이상이 생기기 쉬운 '혈관성 치매' 23 | 혼란·환시·파킨슨 증상을 보이는 '루이소체형 치매' 23 | 감정이 격해지고 행동을 억제하지 못하는 '전두측두형 치매' 24 | 고칠 수 있는 치매도 있다 25 | 생활 습관을 개선해 치매 위험을 낮춘다 26

2장 치매의 증상

경험을 기억하지 못하는 '기억 장애' 29 | 상황을 이해하지 못하는 '지남력 장애' 30 | 최적의 답을 모르는 '사고·판단력 저하' 31 | 일의 순서를 모르는 '실행 기능 장애' 31 | 하고 싶은 말을 언어로 표현하지 못하는 '실어' 31 | 몸을 마음대로 움직이지 못하는 '실행' 32 | 사람의 얼굴이나 물건을 알아보지 못하는 '실인' 32 | 흥

미와 기운을 잃는 '우울·무기력' 33 | 착각이 심해지는 '망상' 33 | 존재하지 않는 게 보이는 '환시' 34 | 밖으로 나가버리는 '배회' 34 | 다른 사람처럼 말하고 행동하는 '폭언·폭력' 34 | 잘 자지 못하는 '수면 장애' 35 | 거식이나 과식을 하는 '섭식 장애' 35 | 성적 행동을 하는 '성적 일탈' 36 | 의미가 없는 것을 모으는 '수집벽' 36 | 변을 만지거나 먹는 '농변' 36

일화1 남아 있는 것들 38

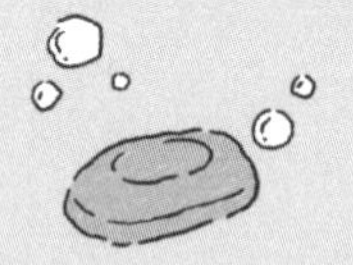

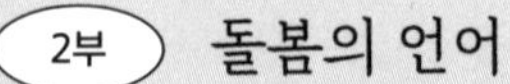

2부 돌봄의 언어

3장 의심

같은 질문을 여러 번 한다 48 | 처방받은 약을 먹지 않는다 50 | 과거 이야기를 되풀이한다 52 | 하지 못하는 것을 할 수 있다고 우긴다 54 | 외출하기 싫어한다 56 | 약속을 어긴다 58 | 전원이나 가스불 끄는 것을 잊어버린다 60

4장 경도

같은 것을 여러 번 사온다 66 | 계절에 맞지 않는 옷을 입는다 68 | 화장실에 갈 때 돕지 못하게 한다 70 | 말수가 줄어든다 72 | 무기력해진다 74 | 낮과 밤이 뒤바뀐다 76 | 끝없이 먹는다 78 | 계산하지 않고 물건을 가져간다 80 | 더러워진 속옷을 숨긴다 82

5장 중등도

약을 여러 번 먹으려고 한다 88 | 데이케어센터에 가지 않으려고 한다 90 | 씻지 않는다 92 | 폭력·폭언을 한다 94 | 뜬금없이 이야기를 지어낸다 96 | 물건이나 돈을 도둑맞았다고 한다 98 | 환각을 본다 100 | 혼자 돌아다니며 길을 잃어버린다 102 | 쓰레기를 모은다 104 | 바람을 피웠다고 망상한다 106 | 의미 없는 행동을 반복한다 108 | 돌봐주는 사람에게서 떨어지지 않는다 110

6장 중증

못 먹는 물건을 입에 넣는다 116 | 가족을 못 알아본다 118 | 간병인에게 성희롱을 한다 120

3부 고민들

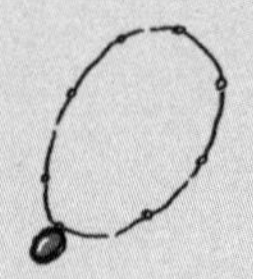

7장 Q&A

치매에 걸린 부모님에게 짜증을 낸다 129 | 같은 말과 행동을 반복하는 것을 참을 수 없다 131 | 요양시설로 모시고 싶다 133 | 가족을 잊어버리는 것이 슬퍼서 견딜 수가 없다 135 | 사기나 방문 판매의 덫에 걸릴까봐 걱정이다 137 | 혼자 돌아다니는 부모님이 걱정이다 139 | 운전면허를 반납하지 않는다 141 | 잘 돌봐야 한다는 생각에 스트레스가 쌓인다 143 | 잔소리를 하고 자기혐오에 빠진다 145 | 돈과 귀중품을 보관한 곳을 알려주지 않는다 147 | 가족이 하는 말은 듣지 않는다 149 | 가끔 오는 가족이 간병에 참견한다 151

일화2 어머니의 외출 153

4부 도움이 되는 정보

8장 돌봄 서비스와 시설

노인장기요양보험 제도 157 | 장기요양급여의 종류 159 | 입소할 수 있는 시설의 종류 160 | 치매 주치의 시범 사업 161 | 치매 안심 병원 162 | 배회감지기 대여 서비스 163

마치며 165

추천사 170

참고 문헌 172

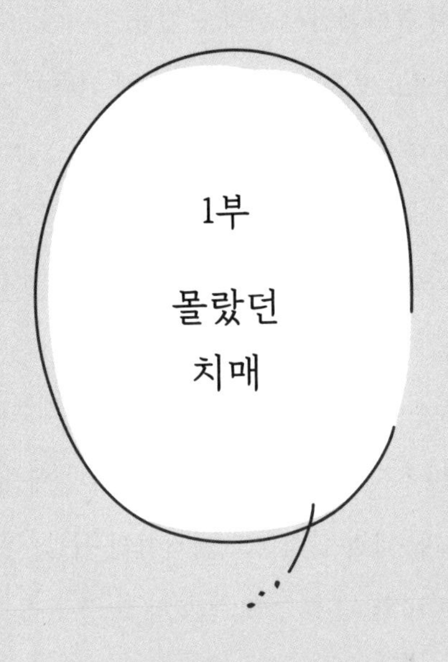

1부

몰랐던 치매

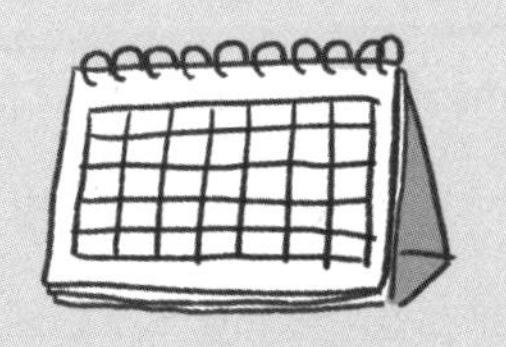

많은 사람들이 '치매'라는 단어를 들었을 때, 가장 먼저 '두렵고 괴로운 것'이라고 생각할 것이다. '어느 날 갑자기 치매에 걸리면 어떡하지?', '나이가 들어도 치매만은 걸리고 싶지 않아' 하며 불안해하는 사람도 있을 것이다. 그러나 어느 날 갑자기 시작되고 모든 것을 잊어버리게 된다는 생각은 치매에 관한 흔한 오해 중 하나다.

치매는 뇌의 위축과 함께 진행되는 것이 특징으로 '의심'에서 '경도', '중등도', '중증'으로 증상이 변한다. 진행 속도는 개인차가 있고 치매 유형에 따라서도 다르지만 경도 치매 진단을 받은 사람이 갑자기 일상생활을 못 하게 되는 사례는 거의 없다. 대다수의 치매가 천천히 진행되기 때문에 본인은 물론 주변도 그냥 나이 탓이라고 생각하기 쉽다. 특히나 65세 이상 고령에 발병한 경우 진행 속도가 느린 분들이 많다. 일상생활에서 '어라? 이상하네' 하는 일이 늘어나며 조금씩 증상이 나타난다. 그러나 평소와 조금 다르다고 느꼈다면 빨리 신경과 전문가에게 진료를 받아야 한다. 발병 전이나 초기에 치매를 발견하면 진행을 늦출 수도 있다. 전문 외래 진료를 받기 어려우면 동네 주치의에게 진료를 받고 상담해보는 것도 한

방법이다.*

'치매에 걸리면 아무것도 이해할 수 없다'는 생각도 큰 착각이다. 주변 사람들의 눈에는 이해할 수 없는 행동으로 보여도 본인은 자기 나름대로 생각하고 행동하는 것이다. 또 기쁨이나 슬픔, 분노 등의 감정도 분명하게 느끼고, 표현은 못 해도 내면에 계속 품고 있는 분들이 많다. 기억을 잊는다고 해도 전부 잊는 건 아니다. 자신이 무엇을 생각하고 행동했는지는 잊어도 오히려 감정만은 분명하게 남아 있다.

치매와 비슷하지만 뇌종양이나 우울증 등 다른 병이라면 치료할 수 있다. 또 치매 전 단계인 '경도인지장애(MCI)'라도 절반 이상은 치매로 진행되지 않는다는 연구 자료가 있다. 움직임이 적은 생활 습관 때문에 일어나는 인지 기능 저하는 걷기 등 가벼운 운동을 하거나 밖으로 나가 사람들과 만나는 빈도를 늘리면 개선된다. 인지 트레이닝(두뇌 트레이닝)도 효과적이다.

치매 초기에는 가족보다 본인이 자신의 변화에 민감하

* 한국에서는 2024년 7월부터 치매 진단을 받은 외래 진료 이용자를 대상으로 '치매관리주치의 시범사업'을 시행하고 있다. 2026년 6월까지 2년간 시범 운영하며, 맞춤형 치료·관리계획 수립, 심층 교육·상담, 비대면 관리, 방문진료 등의 서비스를 제공한다.

다. 변화를 실감하기 때문에 더욱 불안해하고 병원에 가거나 검사받는 것에 거부감을 느끼기도 한다. 그럴 때는 '지금 무엇이 어려운지', '어떻게 해줬으면 좋겠는지'를 본인에게 묻는 것이 먼저다. 예를 들어 "슈퍼에서 무엇을 사야 할지 잊어버려서 힘들다"라고 한다면 미리 메모지에 적어 가방에 넣어두는 등 해결 방법을 상의해 서로의 불안함을 줄일 수 있다. 이렇게 불안이 줄어들었을 때 다시 신경과 진료를 받아 보는 것이 좋겠다. 도저히 싫다고 한다면 다른 가족이 병원에 가야 하는데 같이 가자며 데리고 가서 진료를 받게 하는 방법도 있다. 억지로 강요하지 말고 상태를 보면서 의사와 상담해보자.

1장

치매의 유형

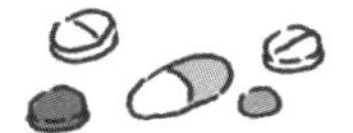

치매란 뭘까? 잘 잊어버리는 병 또는 뇌가 위축되는 병이라고 대답하는 사람이 많겠지만, 사실 '치매'라는 병이 있는 것은 아니다. 알츠하이머병이나 뇌경색, 뇌출혈, 루이소체병, 전두측두엽변성증 등 치매 증상을 일으키는 원인이 되는 병은 다양하다. 이러한 병으로 뇌 기능이 저하되어 생활에 지장이 생기거나 혼자 힘으로 생활할 수 없게 되는 일련의 증상을 모아 '치매'라 부른다.

치매는 다음의 세 가지 조건에 모두 해당할 때 진단한다.

- 뇌 질환

  뇌가 위축되거나 혈관 막힘, 출혈 등의 이상이 생긴다.
- 인지 기능의 손상

  무언가를 잊어버리는 일이 늘어나고 시간이나 장소, 사람을 알아보지 못하거나 지금까지 가능했던 일을 할 수 없게 된다.
- 생활 기능의 손상

  뇌 질환과 인지 기능 손상의 결과 요리와 장보기, 돈 관리 등을 할 수 없게 된다.

즉 치매는 '생활 장애'가 기준이 된다는 것이 특징이다. 뇌가 위축되어 기억력이 저하됐다고 해도 생활에 전혀 지장을 받지 않는다면 치매가 아니다. 치매는 간병이나 가족의 보살핌 필요 유무가 진단 기준이 되는 특이한 병이라고 할 수 있다.

치매 유형은 원인이 되는 병에 따라 주로 네 가지로 분류되며 4대 치매라 불린다.

- 알츠하이머형 치매
- 혈관성 치매
- 루이소체형 치매
- 전두측두형 치매

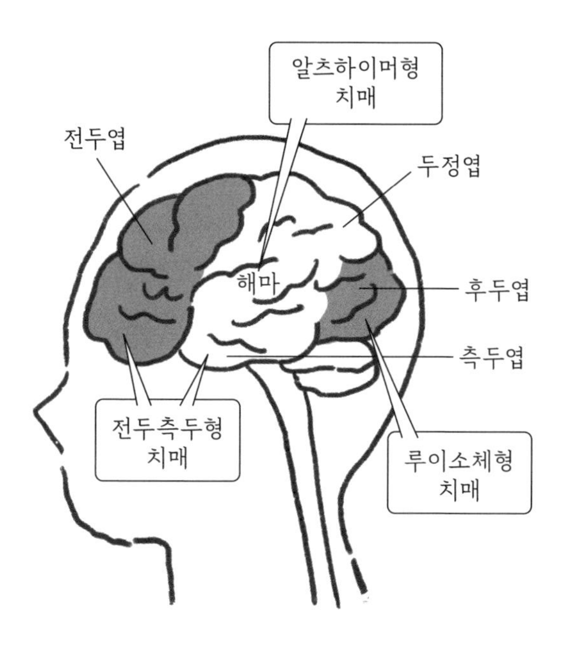
알츠하이머형
치매
전두엽
두정엽
해마
후두엽
측두엽
전두측두형
치매
루이소체형
치매

특히 65세 이상 고령에 발병하는 치매의 경우 여러 유형이 섞인 사례도 많다. 그 밖에도 치매의 원인이 되는 부상과 질병은 다양하며 그 수는 70개 또는 80개 이상이라고 한다.

기억 장애로 시작해 천천히 진행되는 '알츠하이머형 치매'

일본인 전체 치매의 약 60% 이상을 차지하는 대표적인 치매로, 알츠하이머병에 의해 발병한다. 알츠하이머병의 원인은 아직 알려지지 않았지만 '아밀로이드 β'라는 특수한 단백질이 오랜 세월에 걸쳐 뇌 안에 쌓이고, 결국 신경세포 안의 단백질이 변성을 일으키면서 신경세포가 파괴되어 뇌가 위축되는 것으로 보인다. 특히 단기 기억을 관장하는 '해마'의 위축이 두드러지기 때문에 초기에 기억 장애가 나타나는 것이 일반적이지만 드물게 언어 장애부터 시작되는 사람도 있다.

진행 속도가 느리며 발병하기 20년 전부터 아밀로이드 β의 축적이 시작된다고 한다. 진행을 늦추는 허가된 약이 있으며 최근에는 독성이 있는 아밀로이드 β 단백질을 분해하는 새로운 약도 개발되었으나 근본적인 예방법이나 치료제는 아직 없다.

기억·말·감정에 이상이 생기기 쉬운 '혈관성 치매'

전체 치매의 10~20%를 차지한다. 알츠하이머형 치매와 함께 발병하는 사례가 많다는 것이 특징이다. 대부분 뇌경색과 뇌출혈 발작이 일어나 혈관이 막히거나 터지는 것이 원인이 되어 혈류가 정체되고, 그 부분의 뇌세포가 사멸하면서 발병한다. 발작이 일어날 때마다 치매가 단계적으로 진행된다. 발작이 반복되면 뇌세포가 사멸된 부분과 그렇지 않은 부분의 차이가 생기기 쉽고 증상과 장애의 개인차가 큰 것으로도 알려져 있다. 또 뇌 심부의 백질이라 불리는 부분의 허혈성 변화로 인한 병변이 기점이 되어 생기는 치매도 있다. 혈관성 치매 증상은 주로 기억 장애와 실어失語, 실행失行, 실인失認 등으로 장애가 생긴 위치가 뇌의 어느 부위인지에 따라 다르다. 사소한 일에 심하게 울고 웃거나 화내는 '감정실금'도 혈관성 치매에서 흔히 볼 수 있다.

혼란·환시·파킨슨 증상을 보이는 '루이소체형 치매'

루이소체형 치매도 일본인 전체 치매의 10~20%로 혈관성 치매와 거의 같은 정도를 차지한다고 밝혀져 있다. 루이소체라는 특수한 단백질 덩어리가 고차 기능을 관장하는 대뇌피

질이나 생명 유지를 관장하는 뇌간에 쌓여 신경세포가 사멸하면서 발생한다. 하루에도 몇 번씩 혼란스럽거나 멍한 상태가 되는 '인지 기능의 동요', 실제 존재하지 않는 것이 반복해서 보이는 '환시', 몸의 움직임이 느려지거나 떨리는 '파킨슨 증상' 세 가지 중 두 가지 이상에 해당하면 진단한다.

감정이 격해지고 행동을 억제하지 못하는 '전두측두형 치매'

전체 치매의 1% 정도라고 한다. 전두엽과 측두엽의 신경세포가 사멸해 발생하는 유형의 치매인데, 자세한 작용 원리는 밝혀지지 않았다. 과거 '피크병Pick disease'이라 불렀던 병도 포함된다. 증상은 다음과 같다.

- 억제할 수 없는 행동(실례되는 말과 행동, 폭력 행사 등)
- 무기력·무관심
- 상동 행동(같은 행동 반복)
- 주변의 자극에 영향을 받기 쉽다(말과 행동 모방 등)
- 사회성 결여(절도와 같은 경범죄 등)

최근에는 이렇게 행동 이상이 심한 유형의 전두측두형

치매와 함께 단어나 물건의 의미가 무엇인지 모르는 증상의 '의미 치매', 언어표현 장애가 두드러지는 '진행성 비유창성 실어' 세 가지 증후군을 합쳐 전두측두엽변성증이라고 부른다.

고칠 수 있는 치매도 있다

4대 치매라 불리는 알츠하이머형 치매, 혈관성 치매, 루이소체형 치매, 전두측두형 치매는 아직 치료법이 없다. 그러나 조기에 적절한 치료를 하면 고칠 수 있는 치매도 있다. 아래 세 가지 예시가 있다.

- 외상성 뇌 손상

  교통사고 등 심한 외상으로 머리에 충격을 받아 뇌 기능이 저하되어 발병하는 '외상성 뇌 손상'은 의식 상실이나 건망증, 지남력* 상실, 신체 마비와 같은 증상이 나타나지만 적절한 치료를 받으면 완화될 수도 있다.

---

* 자신이 처한 상황을 이해하는 능력. 주로 시간, 장소, 사람을 인식하는 능력을 말한다.

- 만성 경막하혈종

  뇌의 가느다란 혈관이 끊어져 뇌를 덮고 있는 세 종류의 막(바깥쪽부터 경막, 지주막, 연막) 중 경막과 지주막 사이에 혈액이 쌓여 뇌가 압박되면 '만성 경막하혈종'이 발병한다. 넘어져 머리를 부딪치는 등 계기는 다양하다. 진행이 느려 알아차리기 어렵지만 조기에 발견해 핏덩어리를 제거하면 나을 가능성이 있다.

- 특발성 정상압 수두증

  뇌실에는 뇌를 보호하는 액체인 뇌척수액이 있다. 이 뇌척수액이 뇌실에 너무 많이 쌓이면 뇌를 압박하면서 치매가 발생할 수 있다. 치매 증상 외에 요실금이나 보행 장애도 흔하게 볼 수 있다. 조기에 발견하여 뇌척수액을 빼는 수술을 하면 나을 가능성이 있다.

생활 습관을 개선해 치매 위험을 낮춘다

뇌 질환으로 인지 기능에 장애가 있지만 생활 기능에는 장애가 없다면 일본에서는 병으로 보지 않는다. 그러나 미국 정신의학회가 작성한 정신질환 진단 통계 매뉴얼 최신판(DSM-5)에서는 이를 경도인지장애라고 부른다. 경도인지장애에서 치매로 진행되기 쉬운 증상이 나타난 후, 5년간 추적 조사한 결과 최대 절반 정도가 치매로 진행되었음이 밝혀졌다.

전 세계에서 진단 지침으로 삼는 세계보건기구(WHO)의 국제질병분류(ICD-10) 치매 진단 기준이 개정되어 2019년 5월 세계보건기구 총회에서 승인되었다. 언젠가는 일본에서도 기준이 바뀌어 경도인지장애가 질병으로 인정될 가능성이 있다.

아직 연구 결과에 차이가 있지만 경도인지장애 중 치매로 진행되는 것은 대략 15~40%라고 한다. 알츠하이머형 치매로 진행되는 '건망형 경도인지장애'는 유산소 운동을 꾸준히 하거나 사람들과의 만남을 유지하면 치매 진행을 늦출 수 있다고 한다. 최근에는 건망형 경도인지장애나 경도 알츠하이머형 치매의 인지 기능 저하를 늦출 수 있는 약도 개발되었다. 혈관성 치매는 평소에 산책이나 걷기, 균형 잡힌 식생활, 금연, 적당한 음주 등 생활 습관을 개선하여 뇌출혈 위험을 줄이면 치매로 진행될 위험을 낮출 수 있다고 한다.

2장

치매의 증상

치매 증상은 뇌 손상으로 나타나는 '중핵 증상'과, 정신과 행동에 이상이 생기는 '주변 증상(행동·심리증상: BPSD)' 두 가지로 분류한다. 먼저 중핵 증상은 뇌세포 일부가 사멸해 고차 뇌 기능이 저하되면서 나타난다. 고차 뇌 기능에는 언어나 인지·판단, 상상력, 의욕 등 복잡한 감정을 포함한다. 대표적인 중핵 증상은 다음과 같다.

경험을 기억하지 못하는 '기억 장애'

식사 메뉴를 잊어버리는 것은 노화로 인한 건망증이지만

치매는 먹은 것 자체를 잊어버리는 쪽에 가깝다. 치매 기억 장애는 에피소드 기억 장애가 두드러지게 나타나 경험 자체가 완전히 사라지기 때문이다.

상황을 이해하지 못하는 '지남력 장애'

지남력은 자신이 처한 상황을 이해하는 능력이다. 주로 시간, 장소, 사람을 인식하는 능력을 가리킨다.

- 시간 지남력 장애
  시간이나 날짜, 계절을 파악하는 것이 어려워진다. 또한 자신이 지금 무엇을 해야 하는지, 지금부터 무엇을 하려고 했는지 알지 못하게 된다.
- 장소 지남력 장애
  자신이 있는 장소가 어디인지 인식하는 것이 어려워진다. 잘 아는 장소라도 길을 헤매고 중증 단계에는 집 안 화장실 위치조차 알지 못한다.
- 사람 지남력 장애
  가족을 포함해 상대가 누구인지 못 알아본다. 어느 정도 진행된 후에 증상이 나타나는 것이 특징이다.

최적의 답을 모르는 '사고·판단력 저하'

우리는 평소에 외부의 정보를 기존에 가지고 있던 기억과 대조해 사고하고 판단한다. 치매에 걸리면 이런 능력이 저하된다. 앞에서 말한 지남력 장애와 겹쳐 외출 시 기온에 맞는 복장을 골라 입는 일이 어려워지기도 한다.

일의 순서를 모르는 '실행 기능 장애'

무슨 일을 할 때 목표를 정하고 계획을 세우고 수행하고 개선하는 능력을 '실행 기능'이라 부른다. 실행 기능 장애가 발생하면 만들려고 계획한 요리에 맞게 식재료를 사거나 순서에 따라 여러 식재료를 동시에 조리하기 어려워질 수 있다. 반면 채소를 써는 행위는 문제없이 하기도 한다.

하고 싶은 말을 언어로 표현하지 못하는 '실어'

말을 이해하지 못하거나 언어 표현이 불가능해지는 상태를 가리킨다. 잘 알려지지 않았지만 치매 환자 중에는 언어 장애만 있는 시기가 길게 이어지는 사례도 있다.

몸을 마음대로 움직이지 못하는 '실행'

혈관성 치매에서 많이 보이는 증상으로, 손발을 움직일 수 있음에도 예전에는 가능했던 행위가 불가능해진 상태를 가리킨다. 옷을 못 입게 되는 '착의着衣 실행', 칫솔이나 가위 같은 도구의 사용법을 잊어버리게 되는 '관념觀念 실행', 도형 묘사나 시계 그리기가 불가능해지는 '구성構成 실행' 등이 있다.

사람의 얼굴이나 물건을 알아보지 못하는 '실인'

이것도 혈관성 치매에서 많이 볼 수 있는 증상이다. 시력이나 청력 등의 감각에는 장애가 없음에도 대상을 인지할 수 없게 된 상태를 가리킨다. 전체적인 형태를 파악하지 못해 얼굴을 못 알아보는 '안면실인증', 일상적으로 사용하던 것임에도 무엇인지 알지 못하는 '물체인식불능', 익숙하게 듣던 소리를 인식하지 못하게 되는 '청각실인증' 등이 있다.

이러한 중핵 증상은 서로 관련되어 있으며 영향을 준다. 예를 들어 지남력 장애는 기억 장애로 지금까지의 기억과 대조하여 확인하는 것이 어려워진 것이다. 또 기억력이나 지남력이 저해되면서 판단력 저하도 일어나는 식이다. 중핵 증상의 발병 시기나 정도에는 개인차가 있지만 같은 유형의 치매라면 기본적으로 같은 중핵 증상이 나타난다.

한편 몸과 마음의 스트레스나 주변 환경 등 다양한 요인이 서로 영향을 주어 나타나는 '주변 증상'이 있다. 중핵 증상과 달리 주변 증상은 같은 유형의 치매라도 사람에 따라 나타나는 증상이 다르다. 대표적인 주변 증상은 다음과 같다.

흥미와 기운을 잃는 '우울·무기력'

기분이 가라앉고 우울해지는 '우울 증상'과, 주변에 관심과 흥미가 줄어드는 '무기력'은 대표적인 주변 증상이다. 외출하지 않는다, 사람을 만나려 하지 않는다, 취미를 즐기지 않는다, 책이나 신문을 읽지 않는다 같은 증상으로 나타난다.

착각이 심해지는 '망상'

어떤 사물이나 사실을 실제와 다르게 생각하는 상태를 말한다. 대표적으로 주변 사람이 자신을 비난하고 공격한다고 착각하는 '피해망상', 배우자의 바람을 의심하는 '질투 망상'이 있다. 지갑이나 통장, 현금, 귀중품 등을 도둑맞았다고 착각하는 '도난 망상'도 전형적인 주변 증상 중 하나다.

존재하지 않는 게 보이는 '환시'

실제로는 존재하지 않지만 있는 것처럼 생생하게 보이는 상태를 '환시'라 부른다. 루이소체형 치매에 많이 나타나며, 집 안에 아이가 있다, 친구가 왔다, 벌레가 보인다 등 보이는 것은 각양각색이다.

밖으로 나가버리는 '배회'

신경 장애 때문에 가만히 있지 못해 본인의 의사와는 상관없이 돌아다니기도 하고, 본인에게 뭔가 목적이 있어 돌아다니기도 한다. 후자는 귀가 욕구에 따른 것이 많으며 저녁이 되면 집 안에 있는데도 집에 간다며 밖으로 나가는 사례가 많아 '일몰증후군'으로 불리기도 한다. 목적 없이 돌아다니는 게 아니기 때문에 최근에는 '혼자 돌아다니기'라고 부른다.

다른 사람처럼 말하고 행동하는 '폭언·폭력'

욕구가 충족되지 않았다, 자존심이 상했다, 강한 불안을 느꼈다 등 스트레스를 받으면 폭언과 폭력이 발생하기 쉬워지는 것으로 보인다. 또 폭언을 퍼붓거나 폭력을 가하면 주변 사람이 주목하며 신경을 써주기 때문에 그게 심리적 보상이 되어 반복한다고 알려져 있다.

잘 자지 못하는 '수면 장애'

수면 장애에는 밤낮 뒤바뀜, 불면, 잦은 낮잠, 야간 섬망 등이 있다. 섬망이란 의식 수준이 저하되어 기분이 불안정해지거나 흥분하고, 환각이 생기는 증상이다. 낮에도 발생하지만 밤에 많이 나타나며 어둠과 관련이 있는 것으로 보인다.

거식이나 과식을 하는 '섭식 장애'

뇌의 식욕중추에 장애가 생기면 공복감과 포만감을 느끼기 어려워져 거식이나 과식을 하기도 한다. 밥에 독이 들어 있다며 식사를 거부하거나, 먹은 것을 잊고 "밥은 아직이야?"라고 여러 번 묻기도 한다. 또 음식이 아닌 것을 먹으려는 '이식異食' 증상을 보이기도 한다. 냄새를 맡고 맛을 느끼지 못해서거나 대상이 무엇인지 판단하지 못하는 것이 원인이다.

성적 행동을 하는 '성적 일탈'

타인의 몸을 만지거나 자신의 성기를 과시하며 외설적인 말을 하는 증상을 가리킨다. 성욕이 증가해서거나 억제 능력이 떨어지는 것이 원인이다. 다른 욕구들을 채우지 못한 것이 원인이 되어 대체 행위로 생기기도 한다.

의미가 없는 것을 모으는 '수집벽'

왜 모으는지 이해할 수 없는 것들을 모으기도 한다. 종이나 휴지, 숟가락, 칫솔 등 모으는 것은 다양하다. 뭔가를 소유하고 싶다는 욕구나 소유를 통한 기쁨, 안도감이 동기일 수 있다.

변을 만지거나 먹는 '농변'

치매가 진행되면 변을 가지고 놀거나 먹는 농변弄便 증상을 볼 수 있다. 뇌 장애로 인해 냄새를 맡거나 맛을 느끼지 못해 배설물이라는 것을 인지하지 못하는 것이 원인이다.

이렇게 주변 증상에는 행동 증상과 심리 증상이 있는데, 꼭 어느 쪽이라고 분류할 수 있는 게 아니라 복잡하게 영향을 주고 받는다. 또 여기에서 든 예들은 어디까지나 대표적인 증상이며 이외에도 다양한 증상이 있다.

남아 있는 것들

아버지는 오랫동안 교사로 근무하셨다. 마지막에는 교장으로서 지역 전체를 위해 일하시던 모습이 또렷하게 기억난다. 그랬던 아버지가 치매에 걸리시고 데이서비스*에 가기 싫어하는 날들이 이어지고 있었다. 아무리 설득해도 말을 듣지 않으시자 짜증이 밀려왔다.

그때 데이서비스 직원분이 아버지에게 '센터에 있는 분들에게 ○○을 가르쳐주시면 좋겠어요'라는 식으로 말해보자고 제안했다. 아버지께 말씀드리자 실제로 데이서비스에서 다른 이용자나 직원을 상대로 부탁한 것들을 가르쳐주셨다고 한다. 교사의 책임감과 긍지가 치매에 걸린 뒤에도 선명하게 남아있는 것이다.

그 뒤로는 나도 '○○ 씨가 ○○을 가르쳐 달라고 했어요'라는 식으로 말하게 되었고 이제는 아버지도 데이서비스에 가

* 한국의 데이케어센터와 같은 시설. 낮 시간 동안 돌봄 서비스를 제공한다.

는 것을 긍정적으로 생각하신다. 치매에 걸려도 아버지는 아버지이고, 부탁을 받으면 의욕적으로 변하는 성향이 남아 있음을 느꼈다.

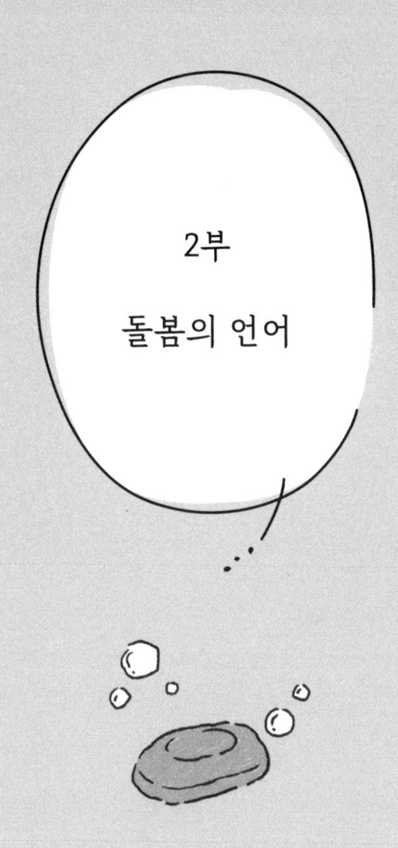

2부

돌봄의 언어

가족이 치매 진단을 받으면 몹시 불안할 것이다. 그러나 주변 사람보다 본인이 더 불안하다. 대부분 '나는 대체 어떻게 되는 걸까', '어디가 안 좋은 게 아닐까' 걱정하며 정체를 알 수 없는 불안에 사로잡힌다. 이러한 불안을 조금이라도 해소할 수 있도록 그들의 마음을 이해하고 대응해야 한다. 필요한 마음가짐으로는 '화내지 않기', '부정하지 않기', '이야기에 귀 기울이고 공감하기'가 있다.

치매 초기에는 우선 지금까지와 같은 일상생활이 가능하도록 조심스럽게 지원하는 것이 좋다. 예를 들어 치매에 걸린 부모님이 장을 보러 갈 때마다 같은 식재료만 여러 개 사온다고 하자. 거기서 "또 똑같은 것만 사왔잖아요!"라며 질책해도 본인은 사온 것을 잊어버렸기 때문에 곤혹스러울 뿐이다. 안 좋은 감정만 남아 소통이 어려워질 수 있다.

치매 증상은 사람에 따라 다양하다. 우선 환자에게 어떤 증상이 있는지 관찰하고 이유를 상상해보자. 예를 들어 앞선 장보기 사례에서는 한창 자라는 자식들에게 밥을 차려주던 시절의 습관 때문에 '아이들을 배불리 먹여야 해'라고 생각했을지 모른다. 이럴 땐 장보기를 그만두게 하는 것보다 정기적으로 냉장고 안을 확인하고 유통기한이 지난 음식을 치우는 등 본인이 눈치채지 못할 정도, 신경 쓰이지 않을 정도로 돕는 것이 중요하다.

그렇지만 때로는 이해하기 어려운 행동에 목소리를 높이게 될 때도 있을 것이다. 그때 의식해야 하는 것이 '돌봄'과 '통제'의 차이다. "○○은 하지 마세요", "××로 하세요" 등 금지나 제한, 강요는 아무리 말투가 부드럽다 해도 상대를 복종시키려는 통제에 해당한다. 배려하는 마음으로 시작된 돌봄이지만 "당신을 위해서", "걱정되니까"라고 말하면서 어느새 통제로 바뀌어있을 때가 있다. 언뜻 상대가 받아들인 것처럼 보여도 사실은 체념한 것뿐일지 모른다. 위한다는 이유로 상대의 마음을 무시하지 않았는지 충분히 주의를 기울여야 한다. 치매뿐 아니라 나이듦에 따른 변화를 대할 때는 자존심을 상하게 하지 않도록 늘 조심하자. 누구나 이런 문제와 맞닥뜨리면 예민하게 반응하는 법이다. 그게 가족이라면 더욱 심할 것이다. 이해할 수 없어도 우선은 '왜 이 행동을 할까' 생각한 후에 대응하면 서로의 스트레스를 줄일 수 있다.

생활하기 쉬운 환경을 갖추는 데 큰 도움이 되는 것이 스마트폰이다. 치매가 진행된 후에는 익히는 것이 어렵겠지만 되도록 평소에 스마트폰 사용법을 익혀두면 치매가 진행되었을 때 도움을 많이 받을 수 있다. 예를 들어 지도 앱에 미리 집 주소를 등록해두면 길을 헤매는 일이 늘었을 때 도움을 받을 수 있다. 슈퍼마켓이나 병원 등 자주 가는 곳을 등록해두면 편리하다. 또 약 먹는 것을 잘 잊어버리는 사람은 알람에 약 먹는 시간을 등록해두고, 알람만 울리면 무엇을 해야 하는지 알 수 없으니 '약 먹기'처럼 해야 할 일도 함께 적어두자. 미리 일정을 등록해두고 원하는 때에 표시되도록 할 수도 있다.

그 밖에도 지갑이나 열쇠를 바로 찾을 수 있도록 스마트폰과 연동된 분실 방지 태그를 사용하는 등 행동을 제한하지 않고 스마트폰을 작은 조력자로 활용하면 예전과 비슷한 생활을 유지할 수 있다.

2부에서는 '나도 모르게 하게 되는 말'과 그것을 이상적인 예시로 바꾼 문장을 소개한다. 각 예시들은 증상별로 나누었다. 치매 환자에게 무심코 하는 말이 늘었다고 느낀다면 제안하는 문장을 사용해보자. 치매 환자의 심리를 쉽게 알 수 있도록 그림도 함께 담았다. 치매 환자의 마음을 이해하다보면 돌보는 사람이 짜증내는 일도 줄어들 것이다.

2부는 의심, 경도, 중등도, 중증으로 나뉜다. 편의상 네 가지로 나누지만 증상은 사람에 따라 차이가 있다. 뚜렷하게 순서대로 진행되는 건 아니다. 치매가 진행되면 증상도 다양해진다. 어떤 순서로 증상이 발생하느냐는 사람에 따라 차이가 있고 증상이 없는 경우도 있다. 그러니 "경도 진단을 받았었는데 중등도로 분류된 증상이 나왔으니 아버지는 중등도로 진행된 거야!"라며 놀라지 말자. 돌보는 환자의 현재 상태, 그리고 무엇보다도 마음을 이해하며 어떤 말을 할지 연구하는 것이 먼저다. 2부에 나오는 추천 문장이 도움이 되길 바란다.

3장

의심

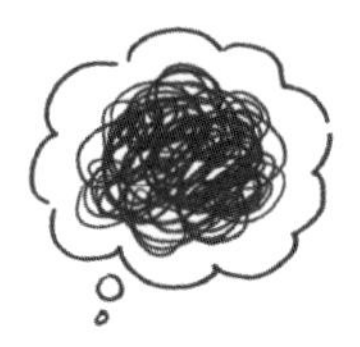

의심 단계에서는 건망증 같은 기억 장애가 있어도 일상생활에 큰 지장을 줄 정도는 아니다. 익숙한 환경이라면 문제없이 일상생활을 계속할 수 있다. 조금 어려움은 있지만 당장 병원에 가서 치매 진단을 받아야겠다고 생각할 정도도 아니며 '나이 탓인가, 그래도 좀 이상한데'라고 생각하는 일이 이 단계에 발생한다.

예를 들어 같은 것을 여러 번 묻거나, 가전제품을 사용하지 못하게 될 수 있다. 이처럼 남에게 그다지 피해를 주지는 않지만 사소한 실수를 하게 되며 가족들이 불평하게 될 법한 일이 늘어난다. 그래서 스스로 치매가 아닐까 하는 걱정이 생긴다. 본인도 불안을 느끼는 것이다.

01 같은 질문을 여러 번 한다

X 아까도 물으셨잖아요. 기억 안 나세요?

O 달력에 메모해둘게요

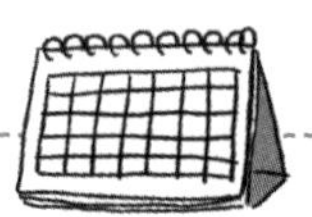

고령이 되면 기억력이 저하된다. 더군다나 알츠하이머형 치매는 새로 일어난 일을 기억하는 것이 어려워진다. 다만 자신이 한 질문이나 상대의 대답은 잊어도 '뭔가 일정이 있었다'라는 것만은 기억한다. 자신의 기억에 자신이 없고 불안해 가까운 가족에게 여러 번 묻는 것이다.

대응 포인트는 안심시켜주는 것이다. 질문에 대답할 때는 차분한 톤으로 분명하고 간결하게 대답한다. 말로만 전달할 게 아니라 메모지에 적어주는 등 본인이 나중에 확인하기 쉬운 방법을 사용하면 이런 상황을 수월하게 보낼 수 있다.

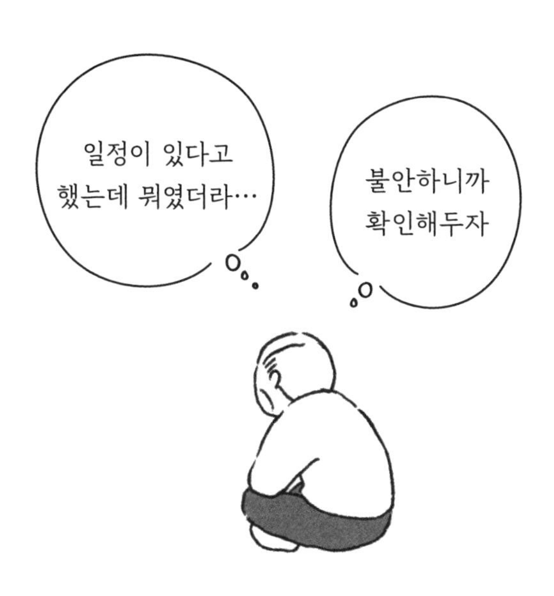
일정이 있다고
했는데 뭐였더라…
불안하니까
확인해두자

02 처방받은 약을 먹지 않는다

X 안 드시면 안 낫는다고요!

O 의사 선생님이 드시면 좋아진다고 했어요

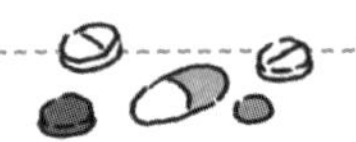

약의 양이 너무 많아서 먹기가 버거운 것일 수도 있고, 효과를 느낄 수 없어 복용을 중단한 것일 수도 있다. 또는 기억력이 저하되어 약 먹는 것을 잊었을 수도 있다.

우선은 안 먹는(먹을 수 없는) 이유를 차분하게 묻는 것이 중요하다. 이유에 따라 담당 의사와 상의해 약을 바꾸는 것을 검토해보거나 약국에 상담해 약을 1회분씩 봉투에 넣은 '일포화' 형태로 조제하는 방법도 좋을 것이다. 주머니 형태의 약 달력도 편리하다.

의사가 하는 말은 잘 수용하는 경향이 있으니 "의사 선생님이 드시면 좋아진다고 했어요"라고 말하는 것을 추천한다.

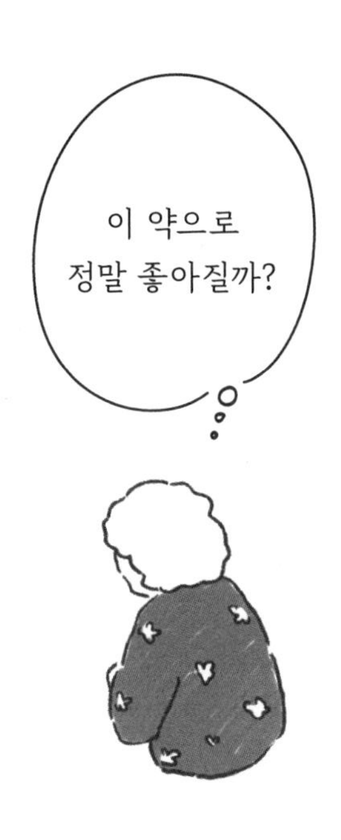
이 약으로
정말 좋아질까?

03 과거 이야기를 되풀이한다

X 몇 번이나 말씀하셨잖아요!

O 그러셨어요? 힘드셨겠네요

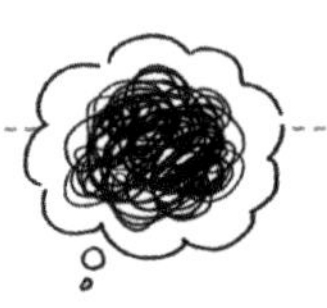

"그때는 힘들었어", "내가 젊었을 때는…" 하며 몇십 년도 전의 이야기를 반복해서 말하는 고령자가 많다. 기억에는 '강한 감정을 느꼈던 사건일수록 잊기 어렵다'는 특징이 있다. 또 고령이 되면 화제로 삼을 수 있는 새로운 경험이 적기 때문에 가족과의 대화에 어려움을 느끼고 신경 쓴 결과 같은 이야기를 반복할 가능성이 있다. 밑바탕에는 '이야기를 들어줬으면 좋겠다'라는 마음이 있다.

그럴 때 이야기를 못 하게 막거나 반론하지 말고 "그러셨구나, 그것참 힘드셨겠네요"라고 우선 공감을 표시한다. 여유가 있다면 그 화제를 계기로 이야기를 이어나가자.

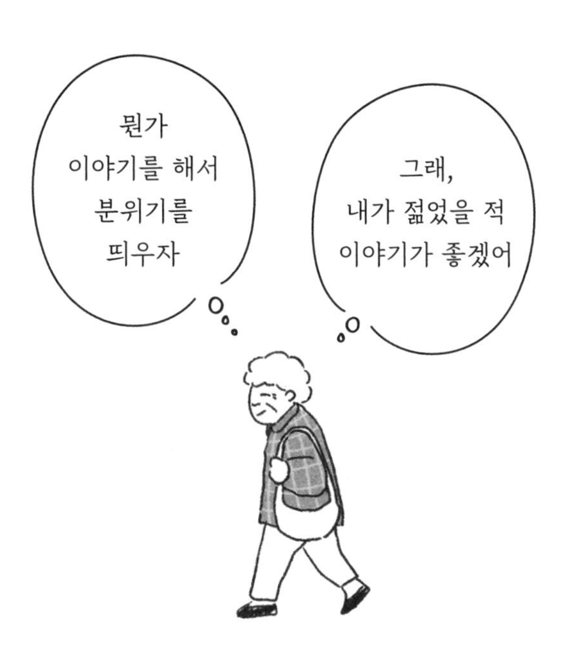
뭔가
이야기를 해서
분위기를
띄우자
그래,
내가 젊었을 적
이야기가 좋겠어

04 하지 못하는 것을 할 수 있다고 우긴다

X 하지도 못하시면서! 이제 하지 마세요!

O 누르는 순서대로 번호를 달아 두었어요

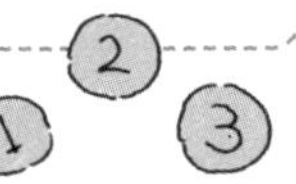

나이가 들면 가전제품 사용법을 익히는 것이 어려워지기도 한다. 목적을 이루기 위해 절차를 세워 행동하는 능력인 '실행 기능'이 저하되기 때문이다. 치매에 걸리면 더욱 그렇다. 조금이라도 더 오래 지금과 같은 생활을 유지하기 위해 노력해야 하는데, 이럴 때일수록 작은 아이디어가 중요하다.

예를 들어 가전제품의 사용하지 않는 버튼 위에는 불투명 테이프를 붙여 숨긴다. 자주 사용하는 버튼을 눈에 띄게 하거나, 버튼이 여러 개 있는 경우에는 버튼 옆에 순서를 나타내는 스티커를 붙여두면 좋을 것이다. 할 수 없다고 단정 짓지 않고 지켜보는 자세가 중요하다.

버튼이 많아
기억하기 어렵지만
못 한다는 걸
보여주고 싶지
않아!

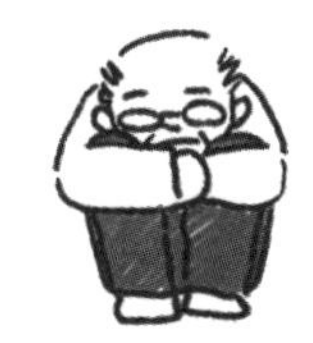

05 외출하기 싫어한다

X 운동 부족으로 병에 걸릴 거예요

O 함께 산책하러 갈까요?

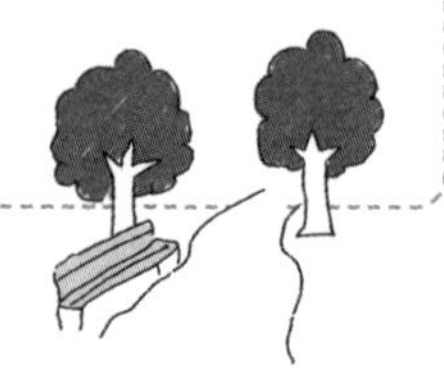

고령이 되면 촉진 요인인 외출 시의 '즐거움'을 억제 요인인 '귀찮음'이 이기는 경우가 적지 않다. 게다가 치매에 걸리면 외부 세계의 정보를 일시적으로 기억하고 처리하는 '워킹 메모리'가 저하된다. 그 결과 누군가 말을 걸었을 때 어떻게 대응해야 할지 몰라 당황하는 일이 늘어 외출을 피하게 된 것일지도 모른다.

그럴 때 억지로 밖으로 데리고 나가려 하면 역효과가 난다. 산책 등 본인이 외출하고 싶어질 만한 이유를 찾아보자. 친한 친구나 손주가 말하는 것을 추천한다.

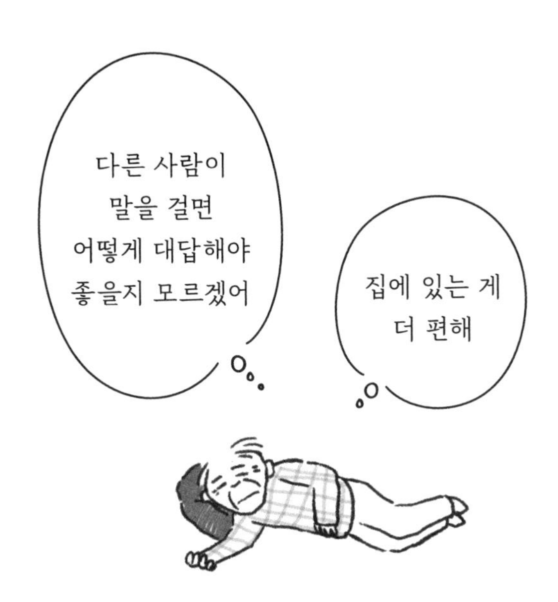
다른 사람이
말을 걸면
어떻게 대답해야
좋을지 모르겠어
집에 있는 게
더 편해

06 약속을 어긴다

X 약속했으니까 어서 하세요!

O 지금 ○○을 부탁드려도 될까요?

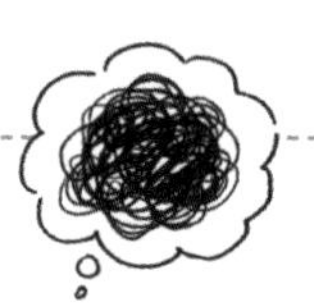

치매에 걸리면 약속을 해도 머릿속에서 그 기억이 완전히 빠져나간다. 가족은 약속을 지키지 않고도 태연한 모습에 충격을 받지만, 경험한 일이 통째로 기억에서 빠져나가는 것은 알츠하이머형 치매의 특징이다. 본인은 약속한 것 자체를 잊어버리니 '나쁜 짓을 했다'라는 자각이 없는 게 당연하다. 따지고 질책해도 본인에게는 기억이 없으니 억울할 뿐이다.

"약속했으니까 어서 하세요!"라고 질책할 게 아니라 "지금 이거 해주시면 좋겠어요"라고 말하며 할 수 있는 일을 함께 찾아가자.

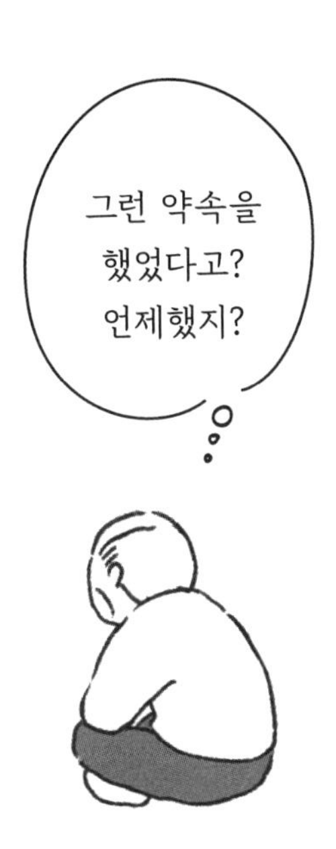
그런 약속을
했었다고?
언제했지?

07 전원이나 가스불 끄는 것을 잊어버린다

X 불이라도 나면 어떡해요!

O 불 끄는 거 도와주세요

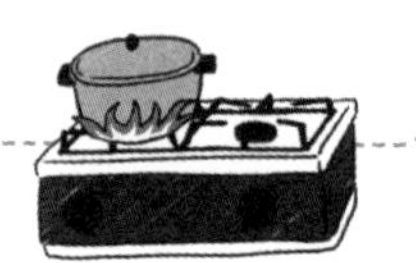

전원을 켠 것을 잊어버리거나 가스레인지의 불을 켠 것을 잊어버리는 것은 치매 환자에게서 흔히 볼 수 있는 증상이다. 다른 일에 정신이 팔리거나 그 직전에 한 일을 잊어버리기 때문이다. 기억의 지연회상 장애라고 해서 행동 도중에 방해나 간섭이 들어오면 그 전의 일을 잊어버리는 것이다.

함께 사는 가족이 신경 써야 한다. 행동에 주의를 시키거나 바로잡으려고 하기보다 "끄는 것을 도와주세요"라고 부탁하는 것이 어떨까. 가스불을 수시로 점검하고, 가능한 한 자동으로 꺼지는 기능을 가진 제품들을 사용하자.

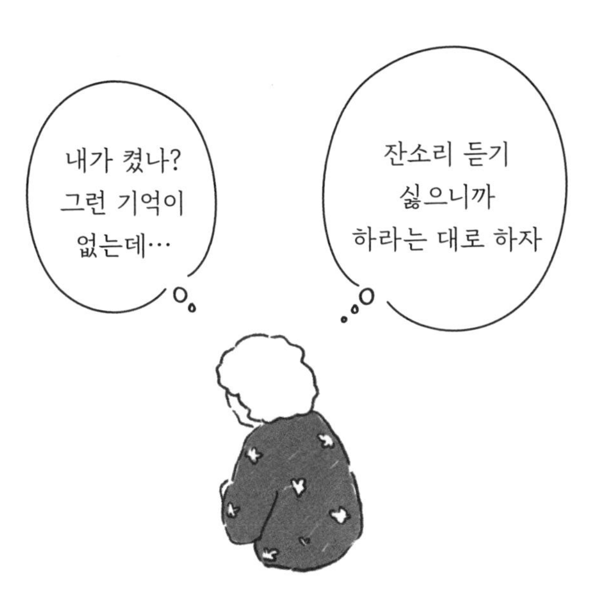
내가 켰나?
그런 기억이
없는데…
잔소리 듣기
싫으니까
하라는 대로 하자

의심 정리하기

- 같은 질문을 여러 번 받았다면 달력에 메모해두자
- 약을 안 먹을 때는 의사의 권위를 빌린다
- 과거 이야기를 반복할 때는 먼저 공감한다
- 외출하는 것을 싫어해도 억지로 데리고 나가지 않는다
- 전기나 불 끄는 것을 잊어버릴 때는 가족이 더 신경 쓴다

의심 단계에서 중요한 것은 환자를 안심시키는 것이다. 기억이 희미해져 본인이 불안을 느끼기 때문에 부추기는 듯한 표현에 특히 주의가 필요하다. 가족에게 여유가 없을 때도 있겠지만 이야기를 가로막거나 반론·비판하지 말고 공감의 중요성을 잊지 말자.

4장

경도

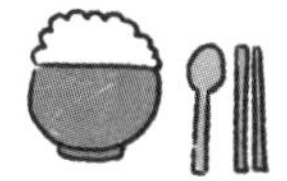

단순한 건망증 수준이 아니라 직전의 일을 잊어버리거나 같은 것을 여러 번 되묻는다. 예를 들어 장을 보러 갈 때 "○○ 좀 사다 주세요"라고 말한 것을 잊어버리는 횟수가 늘거나, 기온에 맞는 복장을 고르는 것이 어려워지는 일이 생긴다.

치매 증상으로 흔히 떠올리는 식사한 것을 잊어버리는 사례도 이 단계에서 볼 수 있다. 또 우울증처럼 말이 없어지거나 무기력해지기도 한다. 꾸준히 갖고 있던 취미에 관심이 없어지는 증상도 볼 수 있다. 지금까지의 일상에 지장이 생기고 못 하는 일이 늘어나면서 자신감을 잃고 감정 표현이 없어지거나 의욕이 줄어드는 것이다. 기억 장애로 사람을 대하기가 어려워지는 것이 원인일 수도 있다.

08 같은 것을 여러 번 사온다

X 왜 똑같은 걸 계속 사오시는 거예요?

O 같은 게 많으니까 메모해둘게요

같은 일을 여러 번 반복해서 주의시키는 것은 가족에게 굉장히 괴로운 일이다. 자신도 모르게 목소리가 높아지는 것도 이해가 된다. 그러나 치매 환자는 새로운 일을 기억할 수 없다. 기억은 못 해도 '우유를 사야 해', '빵이 없으면 곤란하니까'하며 불안감에 휩싸여 장을 본다.

기억 장애가 있는 치매라도 부정적인 감정을 강하게 느끼면 기억에 남기 쉬우니 자신도 모르게 화내거나 소리쳤을 때는 바로 미소를 보여주자. 만들어낸 미소라도 상관없다. 밝은 얼굴로 "겹칠 수 있으니까 메모해둘게요"라고 말하며 긍정적으로 반응해보자.

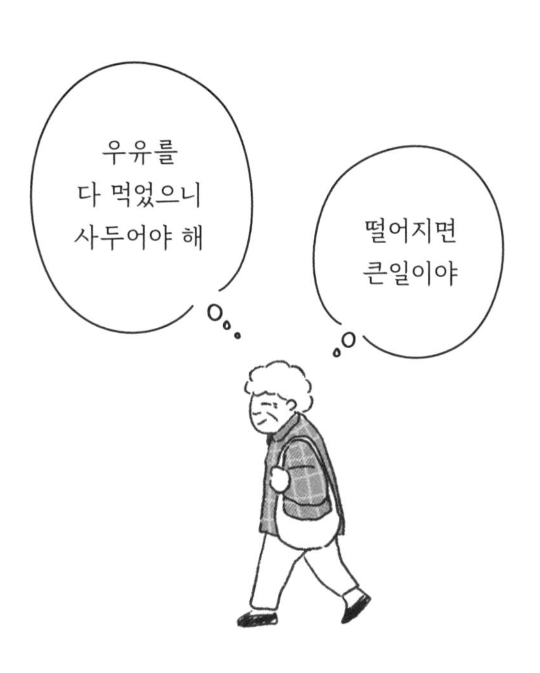
우유를
다 먹었으니
사두어야 해
떨어지면
큰일이야

09 계절에 맞지 않는 옷을 입는다

X 대체 그 옷을 왜 입으셨어요?

O 더러워졌으니까 한 번 빨까요

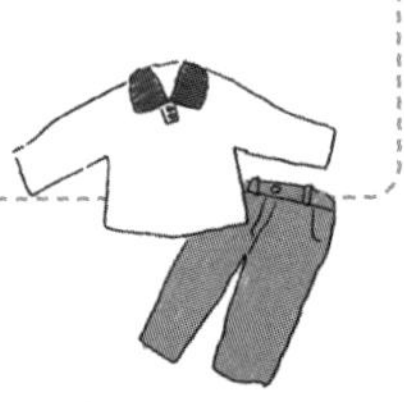

나이가 들면 더위나 추위를 잘 느끼지 못한다. 치매가 있으면 지남력 장애로 계절을 구별하지 못하는 데다 오감의 기능이 저하되어 그러한 경향이 더욱 강해진다. 그렇다고 억지로 옷을 벗기거나 갈아입히려고 하면 절대 안 된다. 본인은 계절에 맞는 옷을 입고 있다고 생각하므로 놀라거나 공포를 느끼며 저항하는 것이 당연하다.

"더러워졌으니까 빨아요", "잠옷으로 갈아입어요" 등 갈아입어야 하는 이유를 이해할 수 있도록 설명하고, 진정이 되면 갈아입는 것을 돕는다. 입지 않았으면 하는 옷은 되도록 눈에 띄지 않는 곳에 넣어두자.

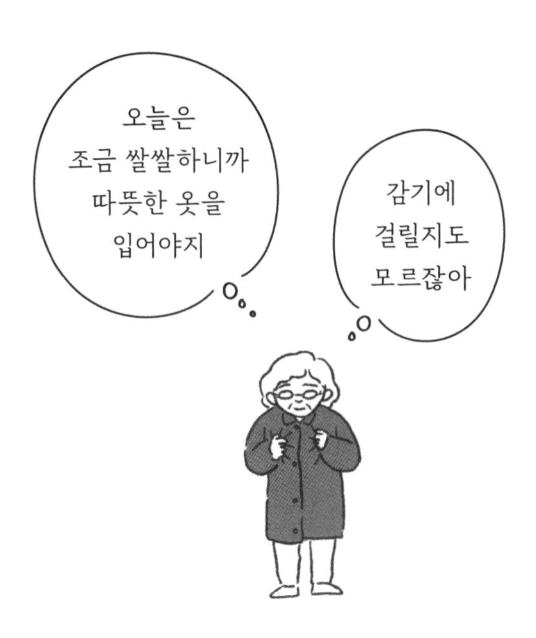
오늘은
조금 쌀쌀하니까
따뜻한 옷을
입어야지
감기에
걸릴지도
모르잖아

10 화장실에 갈 때 돕지 못하게 한다

X 빨리 화장실에 가셔야 해요! 옷 버려요!

O 갔다 오면 개운할 거예요. 도와드릴게요

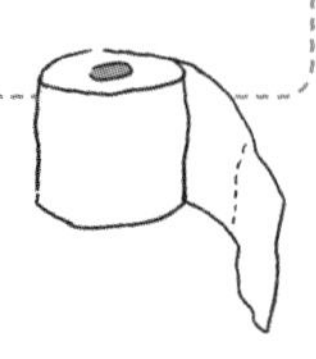

화장실에 가는 것은 아주 사적인 일이라 치매 환자라도 화장실에 같이 가는 것을 부끄러워하거나 쓸데없는 참견이라고 생각하는 경우가 있다. 또 남에게 들릴 만큼 큰 목소리로 말하면 부정적인 감정이 더 강해지고, 자존심에 상처가 생기기도 한다. 스스로 배설 욕구를 느끼기 어려운 치매 환자도 많은데, 이럴 때 강요하면 자신의 행동을 남에게 지배당하는 것 같은 기분을 느낀다.

본인의 동의를 얻는 것, 자존심이 다치지 않게 하는 것이 중요하다. "갔다 오면 개운할 거예요"라고 말하면 스트레스를 주지 않고 본인의 공감을 얻을 수 있을 것이다.

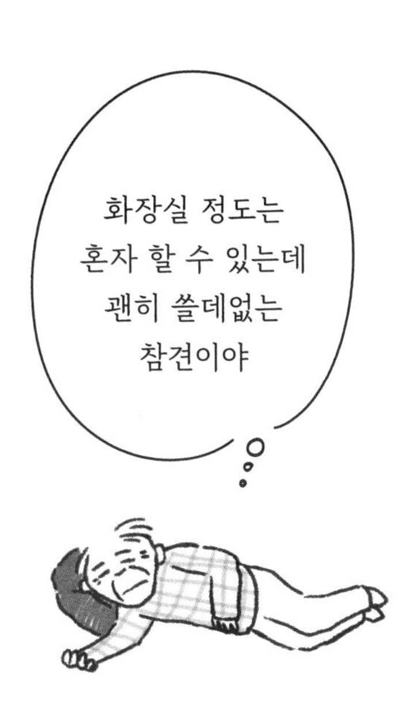
화장실 정도는
혼자 할 수 있는데
괜히 쓸데없는
참견이야

11 말수가 줄어든다

X 사람들과 말하지 않으면
치매가 심해질 거예요

O 같이 공원에 갈까요?

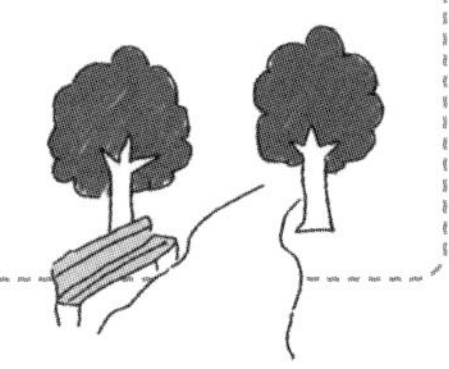

고령이 되면 우울 증상이 나타나는 경우가 많고 치매 증상과 구분하기 어렵다. 치매 환자의 의욕 저하는 기억 장애와 관련이 있다. 치매에 걸리면 외부 세계의 정보를 일시적으로 기억하고 처리하는 워킹 메모리가 저하된다. 그래서 지금까지 당연하게 해오던 사람을 대하는 일이 어려워지고 외출을 피하게 되는 것이다.

그럴 때 억지로 밖으로 데리고 나가려 하는 것은 금물이다. 산책이나 걷기, 텃밭 가꾸기 등 할 수 있을 만한 일을 넌지시 제안해보는 것이 좋다. 우울 증상이 심해지거나 오래 계속된다면 전문가에게 진료받는 것을 권한다.

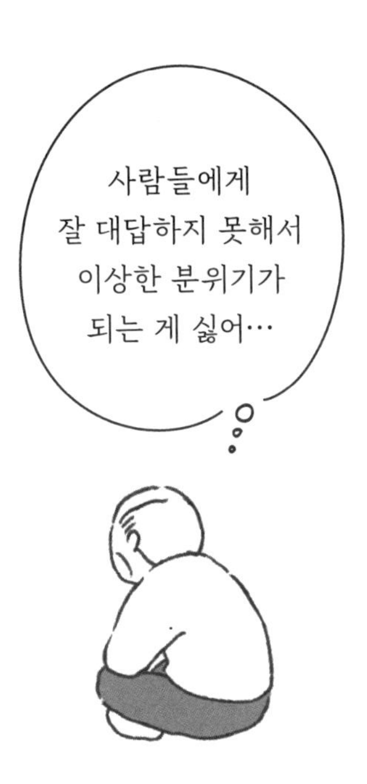
사람들에게
잘 대답하지 못해서
이상한 분위기가
되는 게 싫어…

12 무기력해진다

X 지금부터 그렇게 무기력해서 어떡하시려고요

O 음악이라도 들어보실래요?

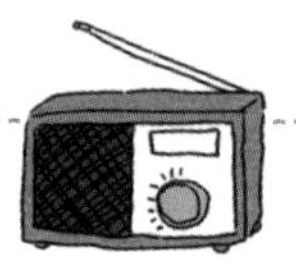

치매 환자는 워킹 메모리가 저하되므로 뭔가에 흥미를 보이거나 감동하는 일도 줄어든다. 그러나 산이나 바다 등 아름다운 풍경이나 단순한 음악에는 쉽게 감동하는 일이 많다. 이런 경험을 적극적으로 만들어나가자.

배우자나 친구, 반려동물의 죽음 등을 겪어 상실감이 심하면 우울 증상이 나타나기도 한다. "죽고 싶다"라고 자주 말하는 고령자들도 있는데 "그런 말씀 하지 마세요"라며 무턱대고 부정하지 말고 먼저 슬프고 괴로운 마음을 이해해보자.

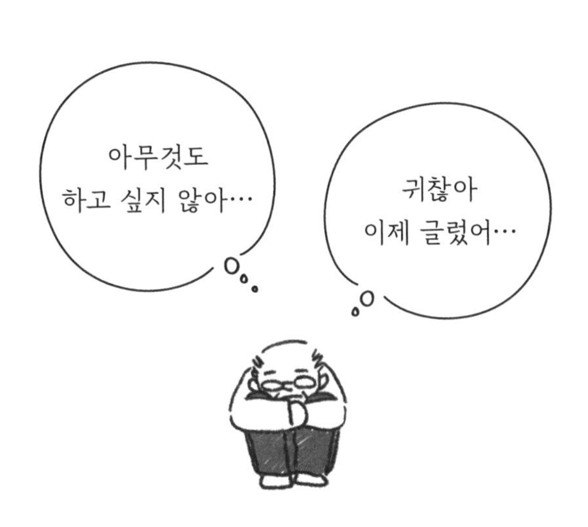
아무것도
하고 싶지 않아…
귀찮아
이제 글렀어…

13 낮과 밤이 뒤바뀐다

X 낮잠은 안 돼요!

O 빨래 개는 것 좀 도와주세요

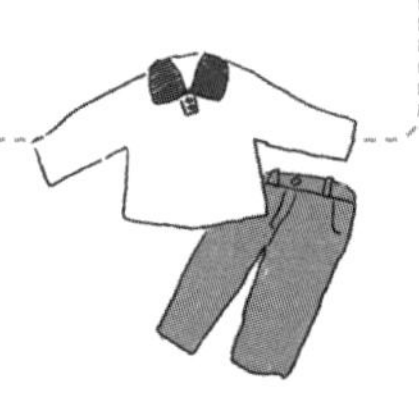

고령이 되면 낮엔 꾸벅꾸벅 졸고 밤이 되면 외출하고 싶어 하는 등 밤낮이 바뀌는 일이 잘 생긴다. 낮 활동량이 늘면 밤에 잠들기 쉬우므로 산책처럼 가벼운 운동을 하는 것도 효과적이다. 다만 치매 환자를 통제하려고 하고 있지는 않은지 잘 생각해봐야 한다. 돌보는 사람 입장에서는 낮잠을 자면 밤에 잠을 자지 못할까봐 걱정이 되어 깨우는 것이겠지만 누구든 억지로 깨우면 당연히 기분이 안 좋다.

내키지 않는 일을 억지로 권해 안 좋은 감정을 키우지 말고 자신의 '역할'이라고 느낄 만한 일을 제안해 낮 활동량을 늘려보자.

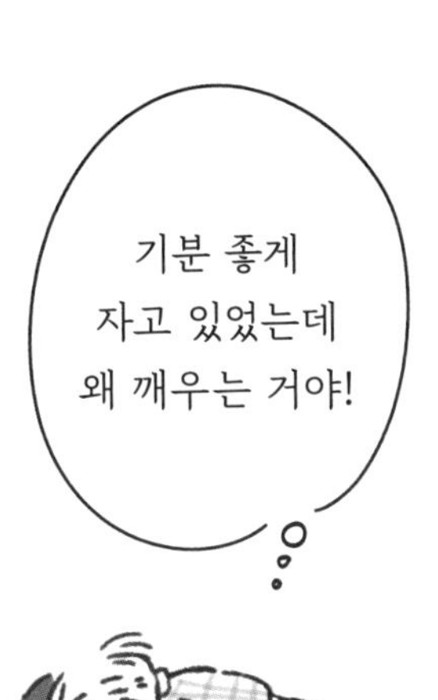
기분 좋게
자고 있었는데
왜 깨우는 거야!

14 끝없이 먹는다

X 방금 드셨잖아요!

O 차 한 잔 드시겠어요?

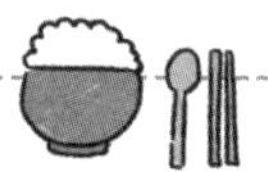

맛있는 음식을 먹는 것은 변화가 적은 생활 속에서 가장 큰 즐거움이다. 그러니 나이가 들면서 음식에 집착이 심해지는 것은 어쩌면 당연하다. 그러나 먹은 지 얼마 되지 않아 또 먹고 싶어 하는 경우 뇌의 식욕중추에 장애가 생겼을 가능성이 있다.

이런 경우에는 '요리 소분해서 내놓기', '식탁에는 한 끼분만 내놓기', '원플레이트 식판으로 바꾸기' 같은 방법을 사용하고 시야에 여분의 음식을 두지 않도록 하자. 식후에는 테이블 위 식기를 바로 정리하지 말고 차 같은 것을 마시면서 천천히 시간을 보내면 밥을 먹었다는 것을 이해하기 쉬워진다.

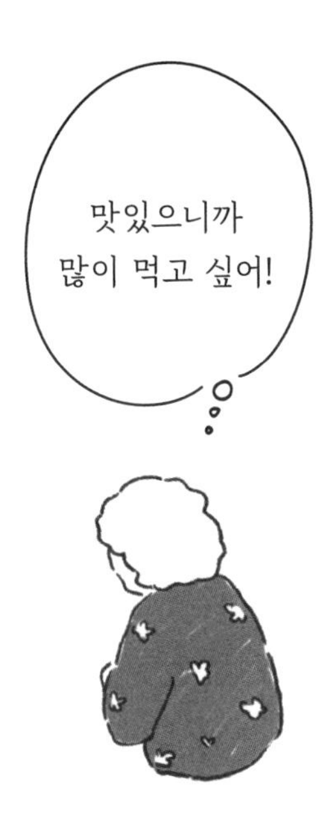
맛있으니까
많이 먹고 싶어!

15 계산하지 않고 물건을 가져간다

X 물건을 훔치는 건 범죄예요!

O 이게 갖고 싶으셨어요?

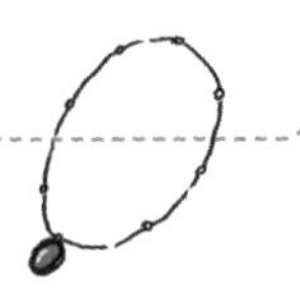

절도는 전두측두형 치매에서 많이 볼 수 있는 증상이다. 전두엽이나 측두엽 위축으로 인해 충동을 억제할 수 없게 되고, "갖고 싶어서 가져온 것뿐이야"라며 주눅 들지 않는 것이 특징이다. 알츠하이머형 치매의 경우 돈을 냈는지 안 냈는지 잊어버리고 물건을 들고 오는 경우가 많다고 한다. 절도 행위는 물론 가게에 갔던 것조차 잊어버리는 것이다.

피해액을 내면서 가게나 경찰에 치매라는 것을 설명하고, 연락처를 남겨두었다가 나중에 또 오면 연락을 달라고 부탁하는 것도 좋을 것이다. 자주 가는 가게가 있다면 선불금을 미리 내는 것도 한 방법이다.

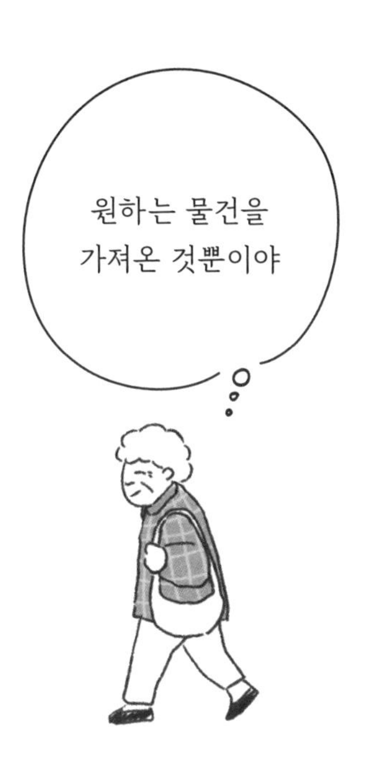
원하는 물건을
가져온 것뿐이야

16 더러워진 속옷을 숨긴다

X 왜 숨기시는 거예요?

O 화장실이 어딘지 찾기 쉽게 할게요

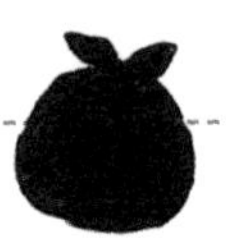

고령이 되면 화장실을 자주 가게 된다는 것은 모두가 알고 있을 것이다. 건강한 사람도 기침이나 재채기를 하다 새는 경우가 있다. 실수한 것을 인정하지 않거나 더러워진 속옷을 숨기는 것은 수치심을 느껴 하는 행동이다. 발견한 가족은 놀라겠지만 실수를 나무란다고 나아지지 않는다.

치매로 인한 지남력 장애로 화장실 위치를 잘 찾지 못한다면 화장실까지의 경로에 종이를 붙여 표시하는 방법도 있다. 타이밍을 살펴 화장실로 유도하는 등 화장실 실수 자체를 줄이는 방법을 찾아보자.

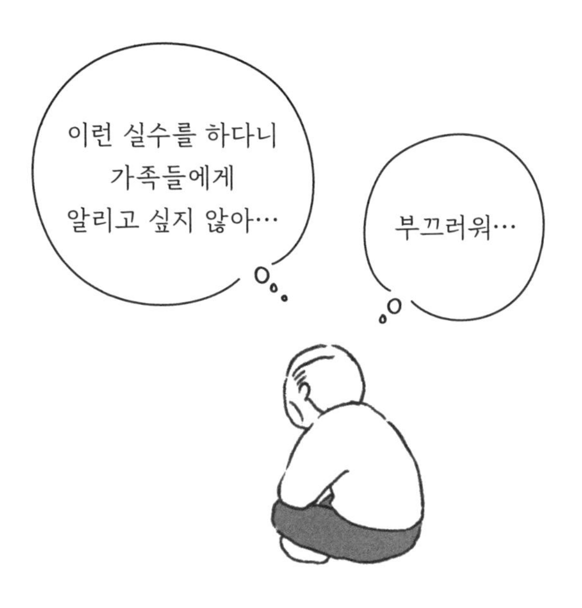
이런 실수를 하다니
가족들에게
알리고 싶지 않아…
부끄러워…

경도 정리하기

- 똑같은 것을 사온다면 메모를 남겨 둔다
- 복장에 주의를 시킬 때는 이유를 알 수 있도록 설명한다
- 볼일 보는 일을 도울 때는 자존심이 상하지 않게 주의한다
- 말이 없고 무기력해지면 강요하지 말고 산책을 제안한다
- 식사한 것을 알 수 있도록 차를 마시면서 시간을 보낸다

경도 단계에서 중요한 것은 알기 쉽게 설명하는 것이다. 본인은 기온에 맞는 옷을 입었다고 생각하고, 정말로 밥을 안 먹었다고 생각하므로 무작정 부정하지 말고 이유를 설명하는 것이 좋다. 기억은 흐릿해져도 감정은 남는다. 화장실 도움 같은 문제는 특히나 자존심을 다치게 하지 않도록 배려하자.

5장

중등도

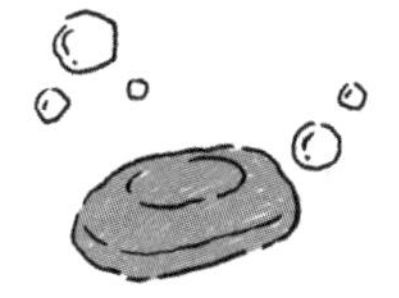

경도에서 중등도로 접어들면 목욕 거부, 물건이나 돈을 도둑맞았다는 망상, 배회, 쓰레기 모으기 등 다양한 문제가 생긴다. 또한 기억 장애가 가속되고 새로운 일을 기억할 수 없게 된다. 경도일 때는 도움이 되었던 메모도 메모를 적거나 챙겼다는 사실 자체를 잊어버린다. 이렇듯 일상생활에 지장이 생기기 때문에 혼자서 생활하기 어려워지고 많은 상황에서 도움이 필요하다. 다시 말하지만, 기억은 남지 않아도 감정은 남는다. 가족의 커뮤니케이션이 조금이라도 원활해지도록 치매 환자의 마음을 이해하자.

17 약을 여러 번 먹으려고 한다

X 이미 드셨잖아요

O (영양제를 드리면서) 이거 드세요

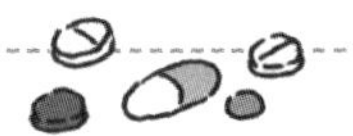

약 먹은 것을 잊어버리는 일은 누구나 경험할 수 있지만 치매로 인해 기억력이나 판단력이 떨어지면 약을 먹었다는 행위 자체를 잊어버리게 된다. 가족이 약의 포장지를 보여주며 객관적인 사실을 말해줘도 본인은 납득하지 못한다. '먹었다', '먹지 않았다' 말씨름은 오히려 집착을 키운다.

이럴 때는 복약해도 해롭지 않은 영양제 등을 주며 '약을 먹어야 한다'는 집착을 없애는 것이 좋다. 의사나 약사와 상담해보자.

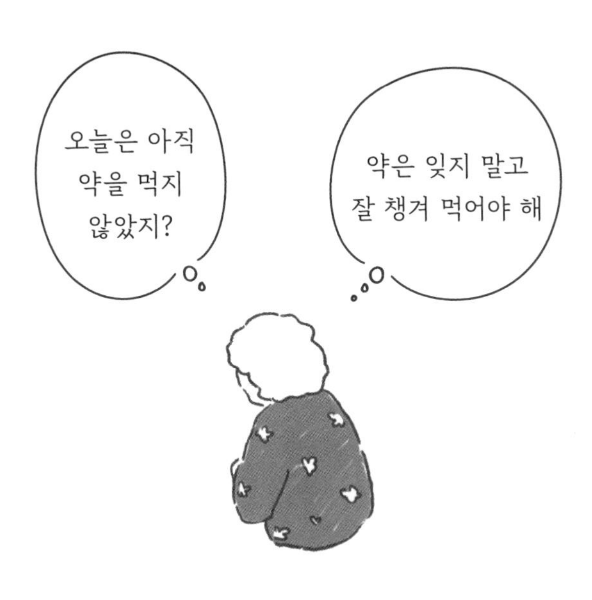
오늘은 아직
약을 먹지
않았지?
약은 잊지 말고
잘 챙겨 먹어야 해

18 데이케어센터에 가지 않으려고 한다

X 가기 싫으셔도 꼭 가야 해요

O 오늘은 외출하는 날이에요

치매 증상이 진행되면 데이케어센터*가 무엇인지, 왜 가야 하는지 이해하지 못해 불안감이 커진다. 그 결과 문제없이 다니다가 어느 날 갑자기 데이케어센터에 가는 것을 거부하기도 한다. 지남력 장애에 따른 불안 외에 하고 싶지 않은 활동이 있다거나 맞지 않는 사람이 있다는 등 다른 이유가 있을 수도 있다.

데이케어센터가 어떤 곳인지 알면서도 싫어하는 것이라면 센터 직원에게 상태를 물어보자. 현재 다니는 곳을 너무 불편해한다면 본인이 안심할 수 있는 곳으로 바꾸는 것도 생각해봐야 한다.

* 한국의 주간 보호 센터. 고령자가 낮 시간 동안 돌봄 및 재활 서비스를 받을 수 있는 곳이다.

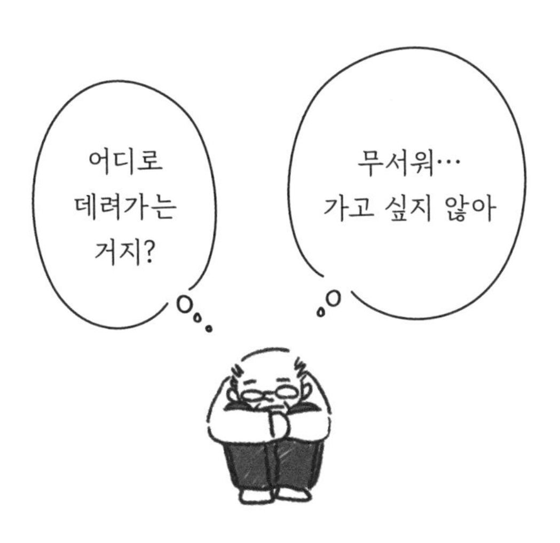
어디로
데려가는
거지?
무서워…
가고 싶지 않아

19 씻지 않는다

X 더럽다니까요!

O 따뜻한 물에 들어가면 기분이 좋아질 거예요

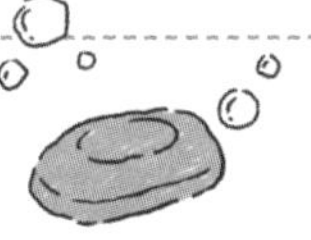

치매 환자가 목욕을 싫어하는 이유는 다양하다. 예를 들어 씻는 행위 자체를 귀찮게 느낀다든가 '추우니까 옷을 벗고 싶지 않아', '욕조를 넘을 때 넘어지지 않을까 불안해', '뜨거운 물이 불쾌해' 같은 이유도 생각할 수 있다. 수행 기능이 저하되면 옷을 입고 벗는 것과 목욕 순서를 까먹기도 한다.

불안감이 높을 때 억지로 옷을 벗기면 저항하는 것이 당연하다. 매일 씻지 않아도 청결이 유지되면 됐다고 결론 짓자. 대부분 가정 목욕은 신체적 부담이 크고 넘어질 우려가 있으니, 목욕 서비스를 이용하는 것도 생각해보자.

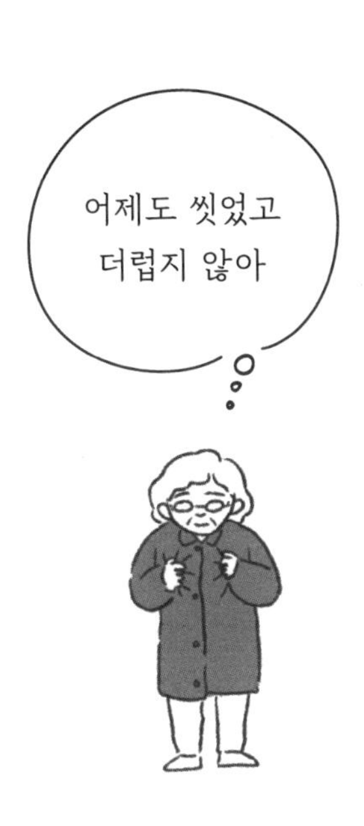
어제도 씻었고
더럽지 않아

20 폭력·폭언을 한다

X 화내지 마세요!

O (진정될 때까지 기다린 후에)
맛있는 거 했는데 같이 드실래요?

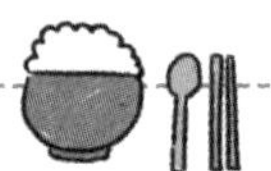

온화했던 사람이 폭언이나 폭력을 가하거나 고상했던 사람이 험한 말로 남을 욕한다. 이러한 변화는 전두엽이 위축되어 억제가 힘들어지면서 발생한다. 뚜렷한 계기가 있는 경우에는 일상생활에서 가능한 한 그것을 피하는 게 좋겠다. 그러나 '갑자기' 그런 행동을 하기도 한다.

그럴 때는 본인이 진정될 때까지 일단 그 자리를 벗어나고, 조금 진정되었을 때 긍정적인 말을 건네 일상으로 돌아오도록 한다. 돌보는 입장에서는 힘든 상황이지만 감정적으로 대하면 사태만 악화시킬 뿐이다. 서로 피폐해지지 않기 위해서라도 화내는 것은 손해라고 생각하자.

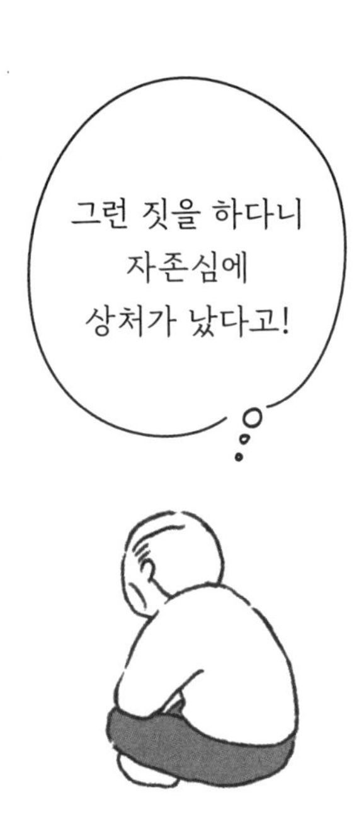
그런 짓을 하다니
자존심에
상처가 났다고!

21 뜬금없이 이야기를 지어낸다

X 거짓말하지 마세요

O ○○ 씨는 건강해요?

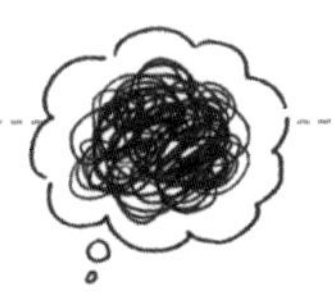

치매 환자가 이야기를 지어내는 것을 '작화作話'라고 부른다. 작화에는 본인의 바람이나 불안한 마음이 반영되기도 하고, 단순히 텔레비전이나 주변 사람들로부터 보고 들은 이야기를 단편적으로 이어붙이기도 한다. 주변에서 보면 '그럴 리가 없어'라고 생각할 만한 내용이지만 본인에게는 진실이다.

황당무계한 이야기라도 무턱대고 부정하는 것은 금물이다. "○○씨는 건강해요?"라고 대답하는 등 이야기에 호응한 후에 "밥은 드셨어요?"라고 관심의 방향을 돌릴 만한 화제를 제공하는 것이 좋다.

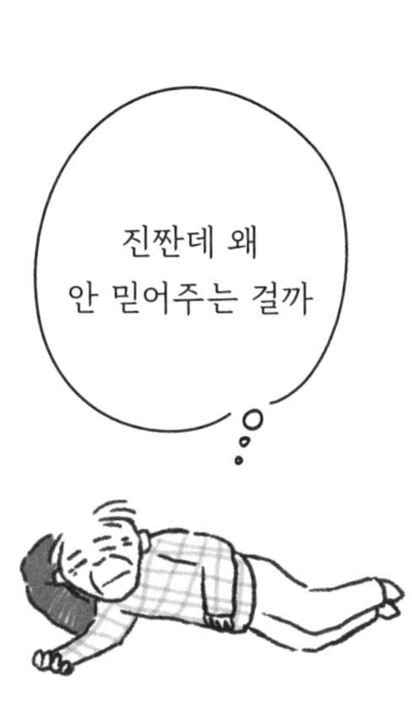
진짠데 왜
안 믿어주는 걸까

22 물건이나 돈을 도둑맞았다고 한다

X 제가 훔쳤을 리가 없잖아요!

O 큰일이네요, 같이 찾아볼까요?

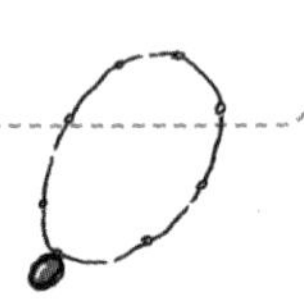

물건이나 돈을 도둑맞았다고 주장하는 것은 '도난 망상'이라 불리는 증상이다. 가장 가깝고 간병에 힘쓰고 있는 사람을 의심하는 경우가 많아 가족을 괴롭게 한다. 다만 도둑 취급을 한다는 것은 바꿔 말하면 그만큼 의지하고 있다는 뜻이다. 속상하지만 자긍심을 가질 만한 일이기도 하다.

감정적으로 대응하면 더욱 심해지므로 "같이 찾아요" 하며 협력하는 자세를 보여주자. 슬며시 눈에 띄는 곳에 두고 본인이 발견하도록 하는 것이 포인트다. 가족이 발견해 전달하면 "역시 네가 훔쳐 갔지"라고 의심할 수 있기 때문이다.

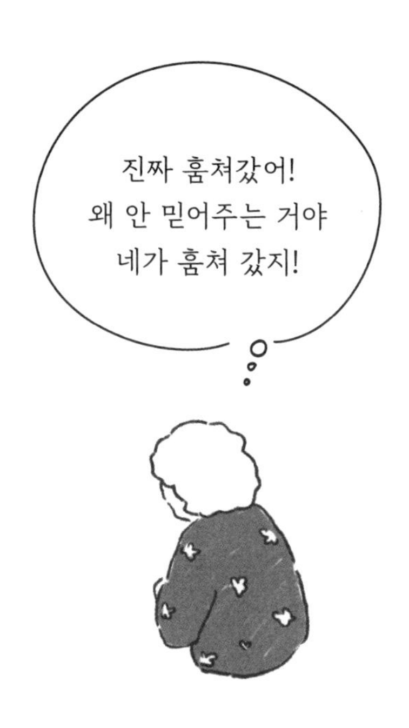
진짜 훔쳐갔어!
왜 안 믿어주는 거야
네가 훔쳐 갔지!

23 환각을 본다

X 그런 거 없어요. 무슨 말씀 하시는 거예요?

O 정말요? 뭐가 있는데요?

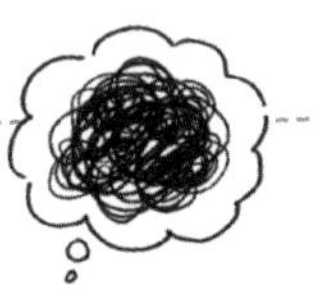

환청이나 환시 등의 '환각'은 경도부터 중등도 단계에 볼 수 있는 증상이다. 특히 루이소체형 치매는 약 80%의 환자에게서 환각 증상을 볼 수 있다고 한다. 돌보는 입장에서는 당연히 존재하지 않는 것이니 "그런 거 없어요"라고 정정하고 싶을 것이다. 그러나 본인에게는 생생하게 보이기에 부정당하면 혼란스러워한다.

환자가 하는 이야기에 관심을 가지고 어떤 환각이 보이는지 확인하는 것이 먼저다. 환각의 계기가 될 수 있는 것을 없애거나, 환각이 나타나기 쉬운 시간대에 함께 차를 마시며 시간을 보내는 방법을 시도해볼 수도 있을 것이다.

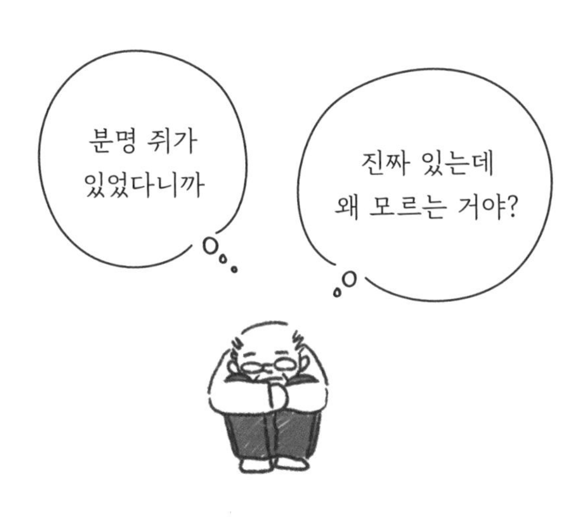
분명 쥐가
있었다니까
진짜 있는데
왜 모르는 거야?

24 혼자 돌아다니며 길을 잃어버린다

X 어디 갔었어요?!

O 이제 밥 먹을 시간이니까 돌아갈까요?

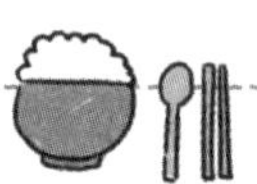

치매에 걸리면 현재 자신이 어디에 있는지를 알지 못해 돌아가지 못하기도 한다. 앞에서 설명한 ‘배회’ 상황인데, ‘지금 있는 곳이 불편하다, 이곳이 아니라 다른 곳으로 가고 싶다’는 표현이기도 하다.

혼자 돌아다닐 때는 따라가 지쳤을 즈음을 가늠해서 “이제 밥 먹을 시간이니까 돌아가요”라고 설득하는 것이 좋다. 밤에 나가지 않도록 낮에 가벼운 운동을 함께해 적당히 피곤하게 만드는 것도 추천한다.

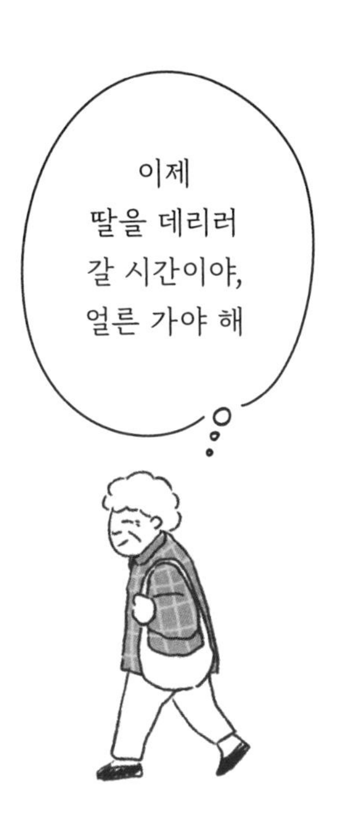
이제
딸을 데리러
갈 시간이야,
얼른 가야 해

25 쓰레기를 모은다

X 쓰레기는 당장 버리세요!

O 음식물 쓰레기는 버리는 게 좋겠어요

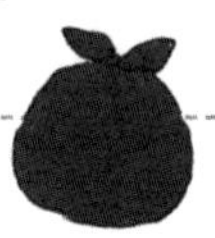

고령자가 혼자 사는 집은 일반적으로도 물건이 잘 정리되지 않는 경우가 많은데 치매가 발병하면 쓰레기를 버리는 것이 더욱 어려워져 집이 쓰레기로 가득차기도 한다. 기억 장애로 쓰레기를 내놓는 것을 잊었거나, 지남력 장애로 쓰레기를 내놓아야 한다는 사실 자체를 잊어버린 것일 수 있다. 혹은 특정한 물건을 모아 자기 주변에 두는 수집벽이 나타난 것일 수도 있다.

음식물 쓰레기 같은 것은 어쩔 수 없지만 종이류처럼 건강에 해롭지 않은 것은 너그럽게 보는 자세도 필요하다. 다만 종이 더미 속에서 담배를 피워 위험하거나, 해충이 증가해 이웃에 민폐가 될 수 있다면 시설 입소를 생각할 타이밍일 수 있다.

마음대로
버리려고 하다니,
이건 소중한 거라서
놔둔 거란 말이야

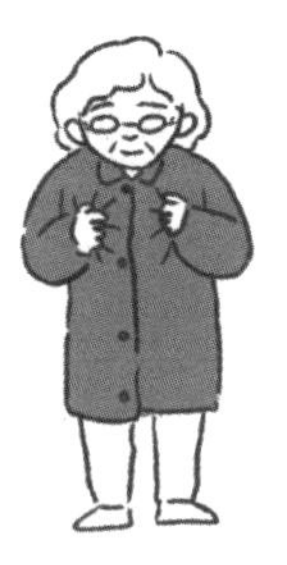

26 바람을 피웠다고 망상한다

X 바람피우는 거 아니야

O 늘 같이 있을 테니 걱정하지 않아도 돼

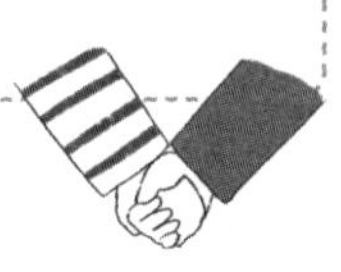

남편이나 아내가 바람피우고 있다고 믿는 '질투 망상'의 배경에는 자신의 노화를 자각하고 버려질까봐 불안해하는 마음이 있다. 가족으로서는 어이없어서 웃음이 나오겠지만 불안감이 커져 폭력이 증가하기도 한다.

알츠하이머형 치매약 메만틴정이나 한방약 억간산 복용으로 증상이 진정되는 사례가 많으니 의사와 상담해보는 것이 좋겠다. 또 환자의 눈을 보면서 손 잡기, 등 어루만지기, 껴안기 등 배우자의 스킨십이 마음을 진정시키는 데 효과적이다.

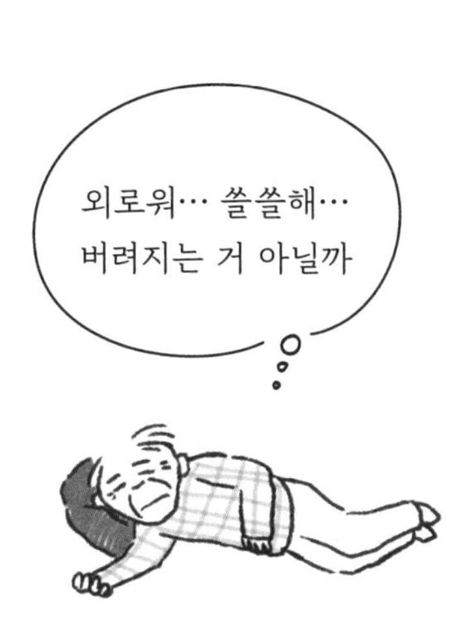
외로워… 쓸쓸해…
버려지는 거 아닐까

27 의미 없는 행동을 반복한다

X 적당히 하세요!

O 그게 마음에 드세요?

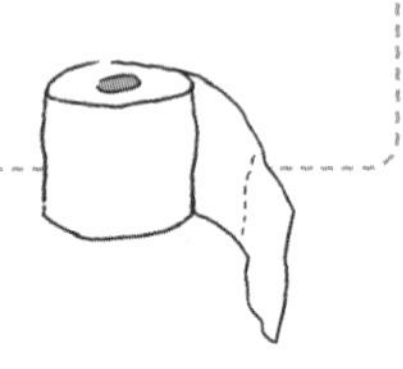

치매 환자가 같은 행동을 계속 반복하는 것을 '가성 작업'이라 한다. 또 전두측두형 치매 환자는 같은 행동을 계속 반복하는 '상동 행동'을 보인다. '옷이나 수건을 개거나 펴기를 반복한다', '화장실 휴지를 계속 감는다' 등 증상은 다양하다. 왜 그러한 행위를 하는지 이유는 알 수 없지만 같은 동작을 계속 하면서 트랜스 상태*가 되는 게 아닐까 한다.

하는 행동이 위험하거나 건강을 해친다면 말려야 하지만 그렇지 않다면 너그러운 시선으로 보자.

* 외부 자극을 느끼지 못할 정도로 매우 집중하고 몰입한 상태

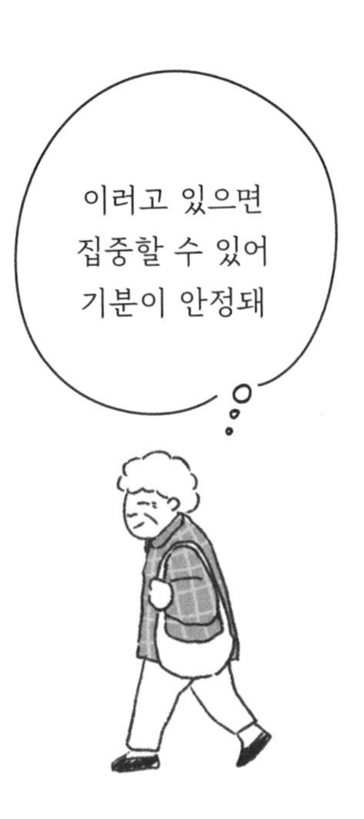
이러고 있으면
집중할 수 있어
기분이 안정돼

28 돌봐주는 사람에게서 떨어지지 않는다

X 따라오지 마세요!

O 앉아서 이야기할까요?

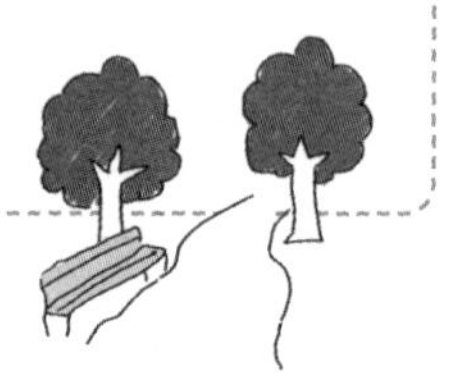

돌봐주는 사람에게 과도하게 집착하는 '섀도잉'이라는 증상이 있다. 알츠하이머형 치매 경도부터 중등도 무렵에 나타나는 경우가 많다고 한다. 이 행동의 가장 큰 요인은 불안이다. 자신이 어디에 있고, 무엇을 하려고 하는지 알지 못하므로 혼자 있고 싶지 않다는 마음이 커진 것이다.

우선은 불안을 이해하고 해소하려고 시도하자. 차를 마시면서 대화하거나 등을 쓰다듬는 등 스킨십으로 고독함을 없애는 것도 한 방법이다. 기분이 진정되면 산책을 가자고 하며 조금씩 외부 환경에 익숙해지도록 하는 것이 좋겠다.

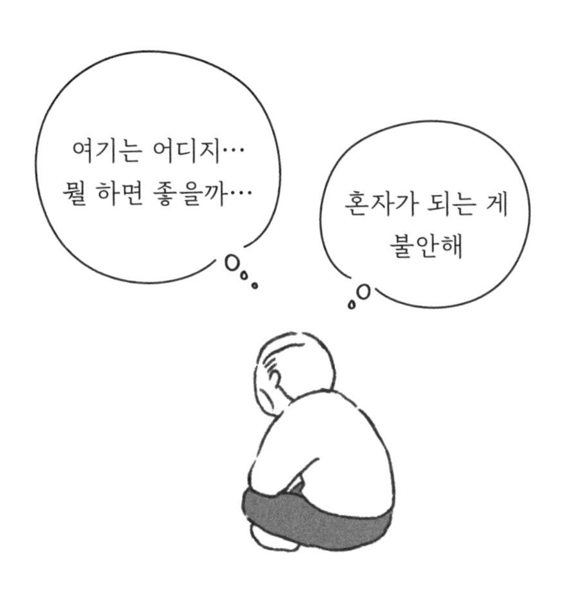
여기는 어디지…
뭘 하면 좋을까…
혼자가 되는 게
불안해

중등도 정리하기

- 작화나 도난 망상은 부정하지 말고 이야기에 맞춰준다
- 배회할 때는 지쳤을 즈음을 가늠해 말을 건다
- 환청, 환시는 부정하지 말고 관심을 보인다
- 의미 없는 행동은 위험하지 않다면 너그러운 시선으로 본다
- 폭력, 폭언은 자리를 피하고 진정되기를 기다린다

중등도 단계에서 중요한 것은 상대의 이야기를 부정하지 않는 것과 이야기에 호응하는 것이다. 가족으로서는 거짓말이나 지어낸 이야기, 망상으로 들리는 내용이라도 본인에게는 정말 일어난 일이므로 부정당하면 혼란스러워한다. 이야기에 맞춰 맞장구를 치거나 관심을 보이는 듯한 질문을 던지면 소통이 원활해질 수 있다.

6장

중증

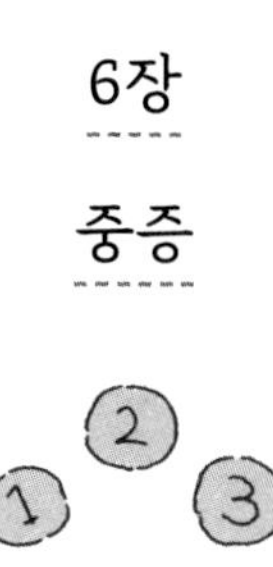

중증이 되면 변을 만지작거리거나 먹을 수 없는 것을 먹으려고 하는 행동을 보이게 되어, 점점 가족끼리 돌보는 것이 무리일지도 모른다고 느끼게 된다.

또 이 무렵이 되면 커뮤니케이션 자체가 어려워진다. 기억 장애도 더 많이 진행되어 가족을 알아보지 못하기도 한다. 운동 기능 저하로 실금이 늘어나거나 자리에 눕게 되는 사례도 증가한다. 면역력도 저하되므로 돌봄에 손이 더 많이 간다. 가족끼리 떠안지 말고 행정 지원을 이용하여 전문가의 도움을 받는 것도 고민해보자.

29 못 먹는 물건을 입에 넣는다

X 이런 건 드시면 안 돼요!

O 이게 더 맛있어요

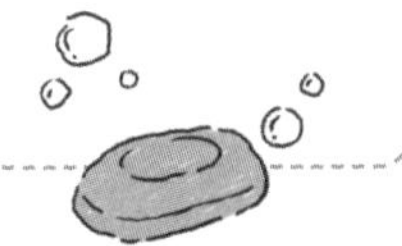

음식이 아닌 것을 먹는 행위를 '이식異食'이라고 한다. 휴지나 기저귀, 꽃, 비누, 단추, 배설물에 이르기까지 다양한 것을 입에 넣은 사례가 있다. 음식과 음식이 아닌 것을 구별하지 못하거나 불안과 스트레스를 입에 뭔가 넣는 것으로 해소하려는 목적일 수 있다.

입에 넣을 만한 것을 환자 주변에 두지 않도록 하는 것이 기본이다. 다만 가족이 함께 생활하는 일반 가정에서는 어려운 일이며, 이식은 생명에 지장을 줄 수 있으므로 시설 입소를 생각할 타이밍이라고도 할 수 있다.

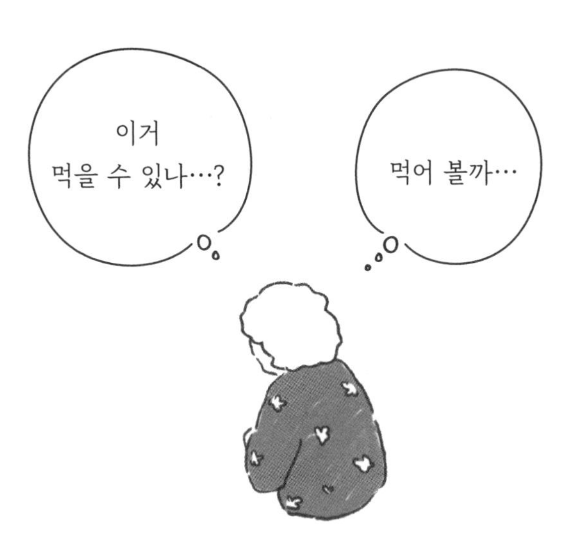
이거
먹을 수 있나…?
먹어 볼까…

30 가족을 못 알아본다

X 지금 장난하시는 거죠?

O 당신의 딸 ○○이에요

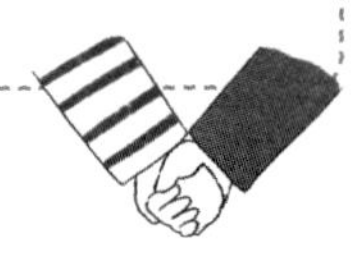

지남력 장애가 진행되면 가끔 만나는 상대는 물론 함께 살면서 매일 보는 가족을 못 알아보기도 한다. 가족을 기억하지 못하는 것은 무척 괴롭고 슬픈 일이다. 충격을 받아 가족들이 억지로 기억하게 하려고 추궁하면 오히려 역효과를 부를 수 있다. 환자 입장에서는 낯선 사람에게 추궁당하는 것이니, 불안과 경계심을 더욱 증폭시키기 때문이다.

이럴 때는 먼저 자기 이름을 말하고, 불안하지 않도록 가까이서 이야기를 듣는 것이 중요하다.

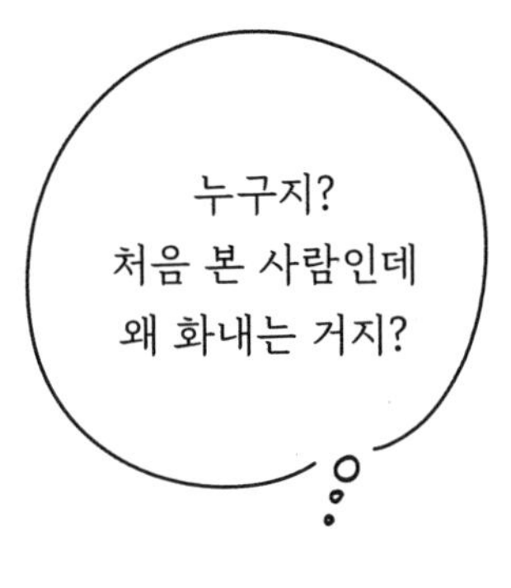
누구지?
처음 본 사람인데
왜 화내는 거지?

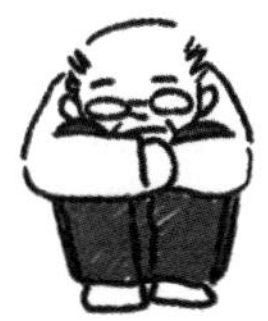

31 간병인에게 성희롱을 한다

X 만지지 마세요!

O (큰소리 내지 말고 조용히 관심을 돌린다)

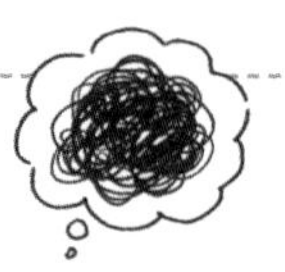

간병하는 사람의 몸을 만지거나 외설적인 말을 하는 '성적 일탈행위'는 남성에게서 많이 보이지만 여성 고령자가 남성 간병인에게 하기도 한다. 이런 환자들의 간병은 가능한 한 동성이 하는 것이 좋지만 어쩔 수 없이 이성이 간병해야 하는 상황도 있을 것이다.

이럴 땐 거부하거나 큰소리를 내면 오히려 주목받았다고 생각해 본인에게 '보상'이 되어 역효과가 날 수도 있으니, 아무 일 없었던 것처럼 대하며 관심을 돌리는 동시에 거리를 두고 접촉 횟수를 줄이는 방법을 생각해보자.

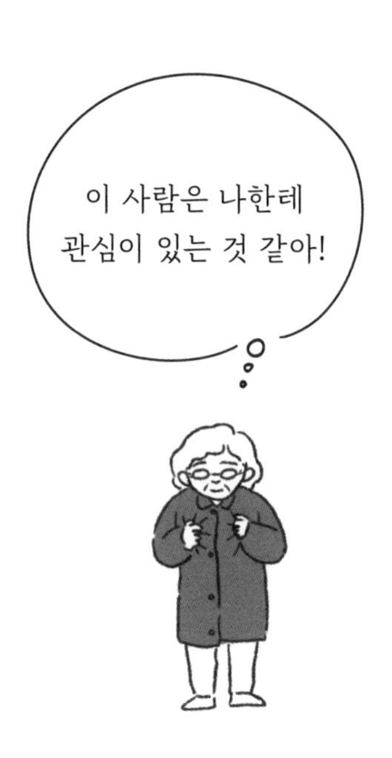
이 사람은 나한테
관심이 있는 것 같아!

중증 정리하기

- 먹을 수 없는 것을 먹으려고 하면 대신 다른 음식을 건넨다
- 상대를 알아보지 못할 때는 먼저 이름을 말한다
- 성적인 접촉을 한다면 큰소리 내지 말고 관심을 돌린다

중증 단계에서 중요한 것은 가족끼리 돌보려 하지 말고 다양한 외부 서비스의 힘을 빌리겠다고 결단하는 것이다. 맡길 곳을 찾을 수 없거나 다양한 사정으로 어려울 수도 있겠으나 가족이 마음을 단단히 먹어야 한다.

3부

고민들

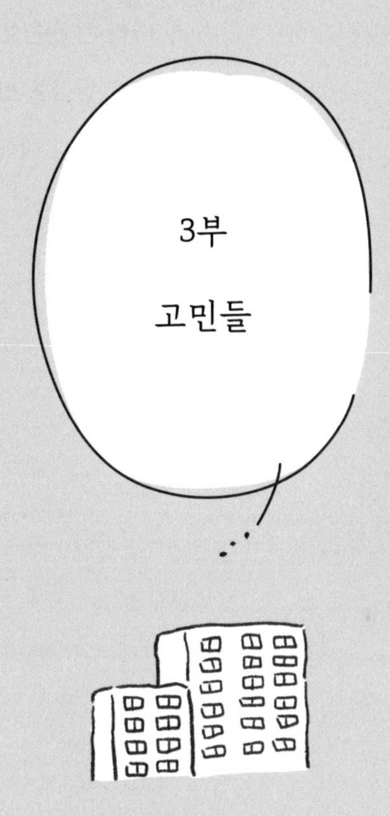

3부에서는 간병하는 가족들에게 자주 받는 질문을 Q&A 형태로 담았다. 여기에서는 가능한 한 치매 환자 입장에서 대답했다. 질문과 대답은 전부 12개. 가족이 느끼는 짜증, 그로 인한 죄책감부터 시설에 입소하길 바라는 마음을 전달하는 방법, 사기나 방문 판매를 막는 방법, 운전면허를 반납하게 하는 방법, 귀중품이 있는 장소를 묻는 방법 등에 대해서도 가능한 한 구체적으로 대답했다.

7장

Q&A

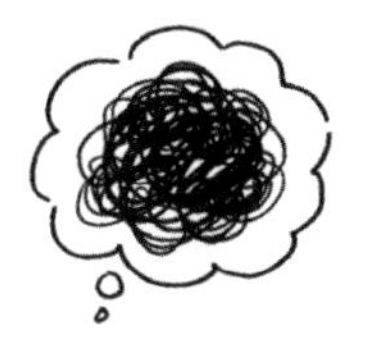

부모님이 치매에 걸려도 당분간은 가족끼리 보살피자고 생각하는 사람이 많을 것이다. 부모님과 함께 살든 함께 살지 않든 바로 고령자 시설에 입소하는 것을 선택하는 사람은 적다. 치매를 노화 탓이라고 생각하면 당연히 가족이 부모님을 돌봐야 한다고 생각할 것이다. 가족을 돌보는 것은 사람의 도리니까. 자신을 길러주신 부모님이니 자식이 돌봐야 한다는 생각도 이해가 간다.

그러나 병원에서 치매 진단을 받으면 먼저 전문가와 상담하는 것을 추천한다. 믿음직한 전문가와 팀을 짜는 것이 중요하다. 가족은 간병 전문가가 아니다. 결국 치매에 걸린 부모님에게 스트레스가 쌓여 폭언을 퍼붓고 서로의 관계를 악화시킨 사례를 자주 볼 수 있다. 치매는 단순한 노화가 아니라 뇌의 병이다. 병이기 때문에 가족의 탓이 아니다.

질문을 받을 때마다 모두 절실해보여서 그만큼 가족들이 열심히 간병하고 있음을 느낀다. 열심히 돌보려고 하면 할수록 내몰리는 것 같고 정신적으로 여유가 없어질 수도 있다. 가족끼리 떠안지 말고 다양한 서비스를 유용하게 이용하자. 주변 사람들에게 사정을 전하고 다 함께 돌보도록 만들자. 함께 달리는 사람이 있으면 분명 돌봄이 편해질 것이다.

Q1

치매에 걸린 부모님에게 짜증을 낸다

지금까지 당연하게 하던 일을 할 수 없게 된 부모님에게 저도 모르게 자꾸 짜증을 내요. 부모 자식 사이고, 치매라는 것도 아는데 이러니까 꼭 불효를 저지르는 것 같아요. 어떻게 해야 할까요?

A 치매에 걸린 부모님을 보고 있으면 '예전에는 좀 더 총기가 있으셨는데', '이런 말씀은 하지 않았는데' 하며 젊고 똑 부러지고 자식을 아끼던 시절을 떠올리게 된다. 화기애애하게 살던 시절의 좋은 기억과 치매에 걸려 완전히 변해버린 현재의 부모님을 비교하며 짜증 내게 되는 것은 당연하다. 또한 이 짜증은 부모님을 열심히 보살피려 할수록 이상과 동떨어진 것밖에 하지 못하는 자신에게 느끼는 감정이기도 하다.

도저히 짜증을 억누를 수 없을 때는 일단 그 자리를 벗어나 감정을 진정시키고, '치매니까 모르는 것과 못 하는 것이 있다'라는 사실을 다시 떠올리는 것이 중요하다. 그리고 이성적으로 자신이 부모님의 어떤 행동에 짜증이 나는지, 왜 짜증을 내는지 생각해보자. 보통은 자신이 예상하는 대로 행동하지 않기 때문인 경우가 많다.

부모님과 내 생각이 무엇이 다른지, 왜 다른지도 생각하자. 예를 들어 목욕을 시키려고 하는데 거부하는 것은 애초에 목욕의 의미를 모르는 것일 수도 있고, 욕조에 들어갔을 때 어떻게 해야 할지 몰라 당황한 경험이 기억에 남아 있기 때문일지도 모른다. 평화로웠는데 갑자기 목욕하자는 말을 들으면 오랜만에 느끼는 편안함을 방해한다고 생각할 수도 있다.

짜증 내게 되는 행동의 앞뒤를 이성적으로 관찰하는 습관을 들이면 이해할 수 없는 부모님의 행동에 어떤 의미가 있는지 조금이나마 알게 될 것이다. 치매 환자의 말과 행동에도 분명히 나름의 이유가 있다. 이 사실을 계속 떠올리다 보면 짜증 내는 횟수도 서서히 줄어들 것이다.

Q2

같은 말과 행동을 반복하는 것을 참을 수 없다

몇 번이나 같은 행동을 반복하는 부모님께 짜증을 내고 이내 목소리를 높이게 됩니다. 강하게 말하는 것이 좋지 않다는 것을 알아도 멈출 수 없을 때가 있어요. 바로 사과드리지만 사과를 이해하긴 하실까요?

A 진심을 다해 간병하고 있지만 같은 것을 반복해서 주의시키는 데 스트레스가 쌓이면 결국 심한 말을 쏟아내기 쉽다. 하지만 치매 환자는 자신의 말과 행동을 타인이 어떻게 생각할지 신경 쓰는 것이 불가능하고, 같은 말과 행동을 하는 것도 증상의 일부다.

"적당히 좀 하세요!"라는 말은 환자 본인에게는 무척 신경 쓰이고 중요한 것이었지만 가족이 그 중요성을 인식하지 못하고 내뱉는 말일 때가 많다. 이 말은 상대를 거부하고 더는 그 말과 행동을 허락하지 않겠다는 태도를 상대에게 인식시키려 하는 것이므로 주의해야 한다.

치매 환자의 논리를 이해하는 것은 어렵다. 건강한 사람의 논리로 생각하면 그러한 말과 행동의 이유를 더욱 알 수 없다. 치매 환자 특유의 논리를 이해하려는 자세가 필요하다.

Q3

요양시설로 모시고 싶다

맞벌이에다 부모님과 멀리 떨어진 곳에 살아 아무래도 시설에 모셔야 할 것 같아요. 하지만 부모님은 익숙한 집에서 살고 싶다고 하셔서 고민이에요. 어떻게 해야 할까요?

A 집을 벗어나 낯선 사람들만 있는 시설에 들어가고 싶지 않다고 말하는 것은 당연한 반응이라고 생각한다. 우선은 가족들이 시설에 들어가길 바라는 이유를 잘 설명하자. 치매 때문에 구체적으로 설명해 이해시키기가 어려운 경우 "볼일이 있어 오늘은 같이 있을 수 없으니까 오늘만 여기 계시는 거예요"라고 하거나, 천천히 시설에 익숙해지게 하는 방법도 있다.

단 본인이 아직 정신이 또렷한데 가족에게 폐가 되는 것보다는 그편이 낫겠다고 단념해 시설에 들어가려 할 때는 환자의 마음을 헤아려야 한다. "집에서 생활하면서 하루종일 혼자 지내는 것보다 요양시설에 계시는 것이 가족들도 안심할 수 있고, 친구도 만드실 수 있다"라고 긍정적으로 설명하고, 몇몇 시설을 함께 방문하여 직원의 설명을 듣거나 분위기를 느껴보며 마음에 드는 시설을 선택하게 하는 것이 좋다.

Q4

가족을 잊어버리는 것이 슬퍼서 견딜 수가 없다

가족들을 점점 잊어가는 부모님을 보고 있으면 견딜 수 없이 슬퍼요. 이럴 때는 어떻게 해야 할까요?

A 오랫동안 함께 살던 가족을 잊어가는 부모님을 보며 얼마나 애통할지 그 괴로움이 충분히 이해가 간다.

치매가 진행되면 사람 지남력 장애라고 해서 주변 사람이 누구인지 못 알아보게 된다. 게다가 환자 본인의 정체성도 잃어버려 자신이 누구이고, 무엇을 했는지조차 모르는 불안감을 느낀다. 이는 사람으로서 정신적 괴로움이 극한에 달한 상태라고 할 수 있다. 치매 환자의 이러한 마음을 생각하면 가족들의 슬픔과 비교할 바가 아니지 않을까? 가족으로서 분명 슬프겠지만 불안이나 두려움이 훨씬 더 할 치매 환자의 마음을 먼저 헤아리고 이해해보자.

가족이라는 사실을 잊어버렸다고 해도 본인이 안심할 수 있도록 다정하게 대하여 고마운 마음을 느끼게 하는 것은 가능하다. 그리고 간병하는 가족은 그 고마워하는 마음을 소중히 여겨야 한다. 필사적으로 돌보고 있는데 남이라고 여긴다면 가족으로서 무척이나 실망스럽고 슬픈 것은 이해하지만 치매란 그러한 병이므로 각오해야 한다.

덧붙여 전두측두형 치매 환자에게는 안면실인증이라는 증상이 조기에 나타나기도 한다. 사람의 얼굴을 못 알아보는 것으로, 목소리를 들으면 누구인지 알아보기도 한다.

Q5

사기나 방문 판매의 덫에 걸릴까봐 걱정이다

본인은 "사칭과 사기에 걸려들지 않는다"며 호언장담하시지만 자세히 물어보니 수상한 사람이 찾아온 적도 있었던 것 같아요. 아직은 피해가 없지만 언제 또 그런 일이 생길지 몰라 매일 조마조마해요. 어떻게 하면 좋을까요?

A 치매 환자는 평소에 같이 사는 가족을 상대로 '도난 망상'을 보이기도 하지만 평소에 만난 적 없는 타인에게 아는 척을 하기도 한다. 자신의 자존심을 지키려는 마음에 허세를 부리는 것이다. 그래서 치매 환자들이 사기꾼이나 악의가 있는 방문 판매에 속아 피해를 입은 사건들이 사회적 문제가 되고 있다. 악의가 없는 방문 판매라도 물건을 살 생각이 없으면 거부해야 하지만, 치매 환자들은 웃는 얼굴로 다가오는 방문 판매원을 거부하지 못하는 경우가 많다고 한다. 치매

에 걸리면 타인을 부정하는 것이 어려워져 쉽게 넘어가는 경향이 있기 때문이다.

혼자 집에 있는 일이 많은 고령자들에게는 타인이 쉽게 접근할 수 없도록 조치하는 것이 좋은데 그럴 때 보안업체와 상담해보는 것이 어떨까. 또 집 전화를 정지하는 방법도 생각해봐야 한다.

은행 창구에서 벌어지는 '보이스 피싱'은 은행 측이 다양한 방법을 마련해 피해를 방지하고 있지만 편의점에서 돈을 이체하는 경우도 있어 주의해야 한다. 최근 일부 편의점에서는 고령자가 현금 이체나 인출을 할 때 보이스피싱을 당하고 있지 않은지 주의를 기울일 수 있도록 교육한다고 한다. 이외에도 교묘한 수법의 사기가 증가하고 있으므로 가족들은 늘 신종 사기 수법과 그 예방법에 관한 정보를 알아둬야 한다.

Q6

혼자 돌아다니는 부모님이 걱정이다

요즘 부쩍 저녁에 혼자 나가시는 일이 늘었어요. 지금까지는 무사히 찾았지만 사고를 당하거나 행방불명이 될까봐 걱정이에요. 자꾸 이러실 때는 어떻게 해야 할까요?

A 앞에서 이야기했듯이 치매 환자의 배회는 가만히 있지 못하고 집 안을 어슬렁거리는 유형과, 목적이 있는 '혼자 돌아다니기' 유형으로 나눌 수 있다. 전자는 신경계 문제가 원인이 되어 가만히 있지 못하는 것인데, 집 안에서 비틀거리다 넘어질 위험이 있으므로 안전한 실내 환경을 갖추어야 한다. 흔히 문제가 되는 것은 후자인 '혼자 돌아다니기'다. 집이나 시설을 나가서 때로는 넘어지거나, 사고를 당하거나, 지하철을 타고 멀리 가버려 행방불명이 되기도 하니 주의해야 한다.

처음에는 목적지를 정하고 걷기 시작해도 그 자체를 잊

어버리는 경우가 많으며, 그럴 때는 어슬렁어슬렁 대며 걷다 넘어지거나 이상한 곳에 들어가 길을 잃을 위험성이 높아진다. 걷는 모습이 이상하다는 점을 주변 사람들이 눈치채는 것이 중요하다.

거리에서 어슬렁어슬렁 걷거나 멈춰 서서 어찌할 바를 모른 채 헤매는 것 같은 고령자를 발견한다면 살며시 말을 걸며 상태를 살펴보는 사람이 많아져야 치매 환자들이 무사히 집으로 돌아오는 확률이 높아진다. 치매에 대한 기본 지식을 많은 사람에게 알려야 한다고 생각한다.

Q7

운전면허를 반납하지 않는다

운전하는 것이 걱정되는 나이지만 무사고니까 반납하지 않겠다고 하십니다. 이럴 때는 어떻게 하면 좋을까요?

A 운전을 계속하는 고령자에게 치매 징후가 발견된다면 반드시 말리고, 바로 신경과 전문의에게 진료받도록 해야 한다. 현재 일본의 도로교통법에서는 의사가 치매라고 진단한 경우 면허 반납에 대한 신고 제도가 규정되어 있다. 75세 이상 고령자가 면허를 갱신하려 할 때는 치매 기능 검사를 해야 하고, 검사 결과 치매가 의심된다고 진단받으면 그 후에 진찰을 받아야 한다. 치매라고 진단될 경우 담당 의사는 공안위원회에 신고해야 한다.

치매가 아니라도 고령이 되면 시야가 좁아지거나 반응 속도가 느려져 판단을 잘못하기 쉬워지고, 몸의 반응 자체가 둔해진다. 머리로는 위험하다고 판단해도 몸이 말을 듣지 않기도 한다.

큰 사고를 내기 전에 차에 흠집이 생기거나 차체가 쏠리는 등의 전조 증상이 있었던 사례가 많으니 가족들이 주의깊게 관찰하는 것이 좋다. 그리고 고령자의 운전사고 뉴스를 함께 볼 때 그것을 화제로 삼아 본인 스스로 면허 반납을 생각하도록 하자.

Q8

잘 돌봐야 한다는 생각에 스트레스가 쌓인다

성실한 성격 탓인지 제 손으로 잘 돌봐야 한다고 생각했는데, 나날이 스트레스만 늘어가요. 어떻게 하면 좋을까요?

A 치매에 걸린 배우자나 부모님을 돌보는 것은 당연한 일이라는 생각은 일본에 공적 간병보험이 제도화된 지 20년이나 지난 지금도 여전히 존재하지 않을까? 물론 오랫동안 함께 살아온 가족이니 '정성껏 보살펴야 한다'고 생각하는 것도 소중한 감정이다.

하지만 치매에 걸린 가족을 제대로 돌보지 못하고 오히려 폭언을 퍼붓는 등 마음과는 반대로 행동하고 스트레스가 더 커질 수 있다.

일본의 간병보험제도에서 "치매의 배경에 노화가 있기는 하지만, 분명히 심신의 병인데도 이를 이해하지 못한 채 책임감 때문에 간병의 고통에 빠지는 가족을 구한다"라고 말하는 것은 중요한 의의가 있다. 치매는 병이 진행되면서 다양한 행동·심리 증상이 나타나고 가족이 이를 전부 대응할 수는 없다. 가족끼리 문제를 떠안지 말고 전문가의 도움을 받아야 하며, 중증화된 경우에는 시설 입소도 염두에 두어야 한다.

Q9

잔소리를 하고 자기혐오에 빠진다

치매에 걸린 부모님인데도 자꾸 고압적으로 잔소리를 하게 돼요. 잔소리를 하고 나면 나아지는 건 없고 오히려 제 자신만 더 싫어지고요. 이럴 때는 어떻게 해야 할까요?

A 타인에게 상처 주는 말을 반복하는 것은 사실 나 자신에게도 스트레스가 쌓이는 일이다. 또 그 스트레스를 해소하기 위해 반복되는 경우가 많다. 지금 한번 '치매에 걸린 부모님의 어떠한 말과 행동에 잔소리하게 되는가'를 이성적으로 생각해보아야 한다. 바쁠 때만 무슨 이야기를 한다, 실수를 반복한다, 매일 같은 말을 해서 짜증 나게 한다 등 어쩌면 서로 연관성이 있을 수도 있으니 어떤 연관성이 있는지 분석해보자.

그리고 치매에 걸린 부모님이 왜 그런 말과 행동을 했을지 생각해보자. 바빠서 나를 봐주지 않는다, 어떻게 하면 좋을지 순서를 알 수가 없다, 아주 신경 쓰이는 게 있다 등 뭔가 불편한 점이 있지 않을까. 간병은 아주 창의적인 행위다. 자신만의 대응 방법을 만들어보자.

Q10

돈과 귀중품을 보관한 곳을 알려주지 않는다

치매가 진행되어 인감이 있는 곳이나 통장 비밀번호를 잊어버리시기 전에 알아둬야 하는데 가족을 믿지 않으세요. 이럴 땐 어떻게 해야 할까요?

A 귀금속 같은 귀중품이나 예금 통장, 집 권리증, 보험증서 등 재산이나 금품과 관련된 중요한 물건을 숨기며 가족에게 말하지 않는 고령자가 많다. 이후 치매가 진행되어 보관장소를 잊고, 이를 찾지 못해 가족이 곤란을 겪는다.

돈에 집착하는 고령자는 아주 많다. “지갑이 없어졌다”, “예금 통장이 안 보인다”라고 하는가 하면 “식사를 대접받았으니 돈을 내야 해”, “재워줬으니 숙박비를 내야 해” 하며 돈에 관한 책임감을 보이기도 한다.

우리 생활에서 돈은 아주 중요하다. 돈만 있으면 뭐든 할 수 있다고 생각하는 사람도 많을 것이다. 즉 치매 환자도 마찬가지인 것이다. 그러니 돈에 집착하는 것도, 그 소중한 돈이 어디에 있는지 남에게 알려주고 싶지 않은 마음도 당연하다고 할 수 있다. 치매에 걸려 가족을 남이라고 생각한다면 말할 것도 없을 것이다.

친절하게 설명해도 가르쳐주지 않는 일이 반복된다면 돈을 낼 만한 상황을 만들어 스스로 가지고 오도록 해보자. 지금까지 정식 유언장은 손으로 쓰는 것이 원칙이었지만 앞으로는 컴퓨터로 쓴 유언장도 인정받게 될 것이다. 그렇게 되면 유언장용 앱도 개발될 것이고, 수정도 쉬워져서 유언장을 쓰는 사람이 늘어날 것이다. 이런 내용이 뉴스에도 보도될 테니 이를 기회로 부모님께 유언장 쓰는 것을 권하고, 그때 귀중품을 넣어 둔 곳 등도 물어보면 좋겠다. 또 중요한 서류는 은행 금고에 맡기는 방법을 권유해도 좋을 것이다. 만일의 경우 사전에 등록해둔 가족이 찾을 수 있는 제도도 있다.

Q11

가족이 하는 말은 듣지 않는다

가족 말고 다른 사람이 있으면 정신이 똑바른데 제가 하는 말은 듣지 않으세요. 가족이라고 만만하게 여기시는 걸까요?

A 치매 환자가 평소에 만난 적 없는 남이 하는 말은 잘 듣는다는 것은 앞서 'Q5 사기나 방문 판매의 덫에 걸릴까 봐 걱정이다'에서도 말한 적이 있다. 평소에 잘 만나지 않던 사람 앞에서 긴장감이 높아져 평소 이상으로 똑 부러지게 행동하는 경우가 많다고 한다.

긴장감이 있으면 치매 증상이 완화되는 경향이 있다. 치매에 걸려도 뇌의 보상 기능이 작용하여 짧은 시간 동안에는 똑바른 말과 행동을 하는 것이 가능하기 때문이다. 그러나 역시 그 기능이 계속되지는 않아 가족이 하는 말만 듣지 않는 것처럼 느껴질 수 있다. 반대로 말하면 본인이 긴장할 만한 상황을 가끔 만드는 것이 좋다는 의미다. 일주일에 몇 번 나가서 다양한 사람을 만나고 여러 체험을 하는 것이 좋은 영향을 줄 것이다.

Q12

가끔 오는 가족이 간병에 참견한다

평소에 부모님을 돌보지 않는 남동생 부부가 가끔 찾아와 무책임하게 이런저런 이야기를 해 화가 나요. 지금까지 부모님과 쌓아온 것이 헛수고가 된 것 같은 기분이에요. 이럴 땐 어떻게 해야 할까요?

A 부모님을 위해서라고 생각하며 견디지만 매일 힘들게 돌본다는 것을 잘 알고 있다. 스트레스도 쌓일 것이다. 자신과 가족의 시간을 희생하여 노력하고 있는데 떨어져 사는 남동생 부부는 그것도 모른 채 자주 오지도 않으면서 이런저런 말들을 하니 화가 나는 것도 당연하다.

그러나 화내기 전에 한번 남동생 부부의 마음도 생각해 보자. 그들 역시 부모님이 걱정될 것이다. 함께 살지 않지만 가끔 올 때마다 부쩍 늙은 것 같은 부모님의 모습을 보고 걱정이 더 커진 게 아닐까. 자신들에게도 부모님을 돌볼 책임이 있다고 생각하고, 의견을 제시하는 것이 간병을 돕는 일이라고 생각해 이런저런 참견을 하는 것일지도 모른다. 어쨌거나 남동생 부부도 부모님을 걱정하는 것이다.

'간병으로 힘든 나'라는 감정을 누르고 그들이 왜 그런 말을 하는지 이성적으로 생각해보는 것이 어떨까. 감정이 앞서면 이성적으로 생각할 수 없다. 힘들겠지만 감정적으로 대립한다고 해서 나아지는 건 없다. 그것보다도 부모님의 상태와 간병의 힘든 점을 이성적으로 설명하고 함께 해결 방법을 의논해보는 것이 어떨까. 꼭 해결로 이어지지 않아도 서로 대화를 통해 간병에 대한 이해가 깊어질 수 있다. 간병의 목표는 부모님이 조금이라도 더 즐겁고 행복하게 사는 것이니 그것에 집중해 남동생 부부와 대화하길 바란다.

일화2

어머니의 외출

혼자 멀리 살던 어머니를 집으로 모셔와 함께 살고 있다. 요즘 어머니는 저녁이 되면 "네 아버지 밥해야 해"라고 하시며 집을 나가버리신다. 지금 계시는 곳을 자기 집이라고 생각하지 않아 원래 계시던 집으로 돌아가려는 것 같다(내 집으로 이사 온 것 자체를 잊어버리신 것 같다). 길을 잃어버리거나 교통사고가 날까 걱정돼 매일 쓰고 다니시는 모자에 위치 확인 시스템(GPS)을 다는 대책을 세우긴 했지만 계속 살펴보는 것도 힘들다. 어머니를 따라가 돌아가자고 말해도 말을 듣지 않으신다. 그래서 어머니가 하신 말씀을 이용해 이런 거짓말을 해봤다. "아버지는 오늘 회식이라 밥 안 차리셔도 돼요". 거짓말도 하나의 방법이라는 말처럼 어머니가 그 말을 믿으셔서 같이 돌아갈 수 있었다. 가족을 위해 밥을 차리는 것은 어머니 나이대의 주부에게 중요한 가치관일 것이다. 어머니의 가치관을 부정하지 않고 치매와 잘 지내고 싶다.

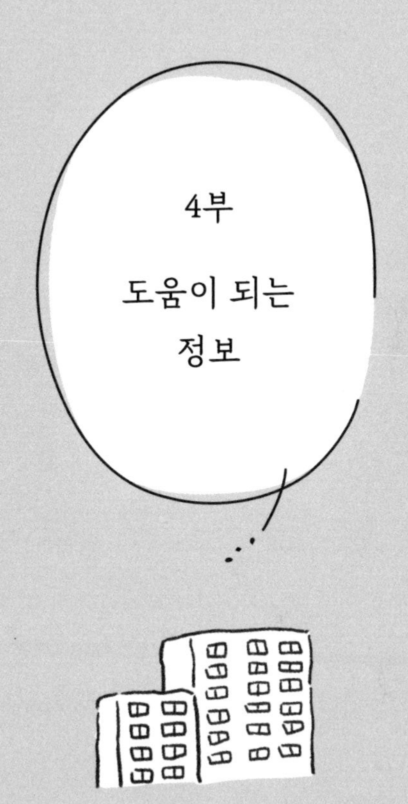
4부
도움이 되는
정보

4부의 내용은 한국의 관련 기관에서 제공하는 정보를 담고 있습니다.

8장

돌봄 서비스와 시설

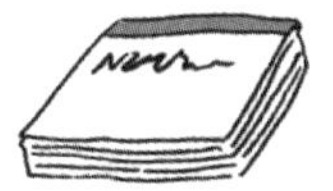

노인장기요양보험 제도*

'노인장기요양보험'은 고령이나 노인성 질병 등으로 일상생활을 혼자서 수행하기 어려운 이들에게 신체활동 및 일상생활 지원 등의 서비스를 제공해 노후 생활의 안정을 돕고, 그 가족의 부담을 덜어주기 위한 사회보험제도다.

소득수준과 상관없이 노인장기요양보험 가입자(국민건강보험 가입자와 동일)와 그 피부양자, 의료급여수급권자로서 65세 이상 노인, 노인성 질병이 있는 65세 미만의 자는 신청

* 보건복지부, 보건복지부 홈페이지(https://www.mohw.go.kr/)

이 가능하다. 65세 이상 노인 또는 노인성 질병(치매, 중풍, 파킨슨병 등)을 앓고 있는 65세 미만인 자 중 6개월 이상 일상생활을 수행하기 어려워 장기요양서비스가 필요하다고 인정되는 자는 장기요양급여 대상이 된다.

장기요양급여는 다음과 같이 재가급여와 시설급여, 특별현금급여로 구분한다.

- 시설급여

  요양시설에 장기간 입소해 신체활동 지원 등 제공

- 재가급여

  가정을 방문해 신체활동 및 가사활동, 목욕, 간호 등 제공, 주간보호센터 이용, 복지용구 구입 또는 대여

- 특별현금급여

  장기요양 인프라가 부족한 가정, 천재지변, 신체·정신 또는 성격 등 그 밖의 사유로 장기요양기관이 제공하는 장기요양급여를 이용하기 어렵다고 인정하는 경우 가족요양비 지급

장기요양급여의 종류

재가 급여	방문 요양	장기요양요원이 수급자의 가정 등을 방문해 신체활동 및 가사활동 등을 지원한다.
	방문 목욕	장기요양요원이 수급자의 가정 등을 방문해 목욕을 제공한다.
	방문 간호	장기요양요원인 간호사 등이 의사, 한의사 또는 치과의사의 지시서에 따라 수급자의 가정 등을 방문하여 간호, 진료의 보조, 요양에 관한 상담 또는 구강위생 등을 제공한다.
	주/야간 보호	수급자를 하루 중 일정한 시간 동안 장기요양기관에 보호하여 신체활동 지원 및 심신기능의 유지·향상을 위한 교육·훈련 등을 제공한다.
	단기 보호	수급자를 범위 안에서 일정 기간 동안 장기요양기관에 보호하여 신체활동 지원 및 심신기능의 유지·향상을 위한 교육·훈련 등을 제공한다.
	기타 재가급여 (복지용구)	수급자의 일상생활·신체활동 지원 및 인지기능의 유지·향상에 필요한 용구를 제공하거나, 가정을 방문하여 재활에 관한 지원 등을 제공한다.
시설 급여		장기요양기관에 장기간 입소한 수급자에게 신체활동 지원 및 심신기능의 유지·향상을 위한 교육·훈련 등을 제공한다.

특별 현금 급여	가족요양비	도서, 벽지 등 장기요양기관이 현저히 부족한 지역에 거주하는 자, 천재지변이나 그 밖에 사유로 장기요양급여를 이용하기 어렵다고 인정하는 자, 신체, 정신 또는 성격 등 가족 등으로부터 장기 요양을 받아야 하는 자 중 어느 하나에 해당하는 수급자에게 지급
	특례요양비	수급자가 장기요양기관이 아닌 노인요양시설 등의 기관 또는 시설에서 재가급여 또는 시설급여에 상당한 장기요양급여를 받은 경우 일부 지급
	요양병원 간병비	수급자가 요양병원에 입원했을 때 장기요양에 사용되는 비용의 일부 지급

입소할 수 있는 시설의 종류

치매가 진행되면 재택 간병에서 시설 입소 전환을 진지하게 고민해야 할 것이다. 시설에 보내는 것에 거부감을 느끼는 사람도 있을 것이다. 그러나 시설 입소로 몸 상태가 좋아지는 사례도 꽤 있다. 시설은 건강 체크나 수분 공급, 구강 관리, 균형잡힌 식사 등 환자에게 맞는 환경이 갖추어져 있다. 입소 결정 전에 반드시 미리 방문해보자. 설비, 의료 체제, 식사 메뉴, 다른 입소자나 간병하는 직원의 모습을 꼼꼼하게 관찰한다.

노인성 질환 등으로 요양이 필요한 자를 위한 노인의료

복지시설에는 노인요양시설과 노인요양공동생활가정이 있다. 시설 입소 대상자는 장기요양급여 수급자, 생계급여 수급자 또는 의료급여 수급자로서 65세 이상인 자, 부양의무자로부터 적절한 부양을 받지 못하는 65세 이상의 자, 입소자로부터 입소비용의 전부를 수납하여 운영하는 시설에 입소한 60세 이상의 자로 정해져있다.

노인의료 복지시설	노인요양시설	치매·중풍 등 노인성질환 등으로 심신에 상당한 장애가 발생하여 도움을 필요로 하는 노인을 입소시켜 급식·요양과 그 밖에 일상생활에 필요한 편의를 제공하는 시설
	노인요양 공동생활가정	치매·중풍 등 노인성질환 등으로 심신에 상당한 장애가 발생하여 도움을 필요로 하는 노인에게 가정과 같은 주거여건과 급식·요양, 그 밖에 일상생활에 필요한 편의를 제공하는 시설

치매 주치의 시범 사업*

치매 주치의 시범 사업은 보건복지부가 2024년 7월 23일부터 실시하는 사업으로, 22개 시군구, 143개 의료기관(의사

* 2024, 보건복지부 홈페이지(https://www.mohw.go.kr/board.es?mid=a10503010100&bid=0027&act=view&list_no=1482392&tag=&nPage=1), 최규원

182명)에서 실시하며 치매 진단을 받은 외래 진료 이용자를 대상으로 한다. 치매 환자가 지역 사회에 거주하면서 치매관리 주치의에게 치매뿐만 아니라 전반적인 건강문제까지 체계적으로 치료와 관리를 받을 수 있도록 의료 서비스를 제공한다.

서비스를 이용하려는 치매환자는 건강보험심사평가원 및 중앙치매센터 홈페이지를 통해 대상 지역과 참여 의료기관을 확인 후 방문하여 의사에게 해당 서비스를 신청하면 이용 가능하며, 시범사업 대상 지역 내 거주자가 아니어도 신청 및 이용할 수 있다.

치매 안심 병원*

치매안심병원은 치매환자 전용병동과 같이 치매환자 특성을 고려한 시설·장비를 갖추고, 치매 치료 및 관리에 전문성이 있어 질 높은 의료서비스를 제공할 수 있는 신경과 또는 정신건강의학과 전문의 및 전담 간호인력 등을 배치하고 있는 병원급 의료기관이다. 환자에 대한 종합적 평가에 근거해 맞

* 2024, 보건복지부 홈페이지(https://www.mohw.go.kr/board.es?mid=a10503010100&bid=0027&act=view&list_no=1481883&tag=&nPage=1#share), 송지희

춤형 치료 전략 수립 및 전문적, 체계적 의료서비스를 제공한다. 2021년 기준 7개소에서 24년 6월 기준 20개소로 늘었다.

치매안심병원 주요 지정 기준에는 '치매환자를 전담하는 작업치료사 1명 이상', '행동심리증상 집중치료를 위한 치매환자 전용병동', '환자 안정성을 고려한 공간(충격흡수 소재의 벽, 바닥 등) 구성', '인지치료, 가족 프로그램 운영 등을 위한 프로그램실' 등이 있다.

배회감지기 대여 서비스*

보건복지부는 치매환자의 실종 예방과 배회·실종 치매환자의 신속한 발견과 복귀를 위해 치매안심센터를 통한 '배회 가능 어르신 인식표 보급 사업', '지문 등 사전 등록', 민간기업(SK하이닉스) 협력 '행복 GPS 사업' 등을 수행하고 있으며, 치매 체크앱(배회감지 서비스)을 무료로 제공하고 있다.

배회 가능 어르신 인식표는 주로 옷에 부착하는 형태로, 누구든지 배회하는 치매환자를 발견했을 때 치매환자의 옷에

---

* 2023, 보건복지부 홈페이지(https://www.mohw.go.kr/board.es?mid=a10503010100&bid=0027&act=view&list_no=378232), 정유정

부착된 인식표를 보고 신속하게 경찰에 연락할 수 있도록 한다. 경찰은 인식표에 기재된 정보(치매환자 고유번호)로 치매환자를 확인하고 보호자에게 연락을 취할 수 있다.

또한 치매환자의 지문, 사진, 보호자 연락처 등 신상 정보를 사전에 치매안심센터 등을 통해 경찰청에 등록(치매안심센터, 경찰서, 경찰청 안전드림 홈페이지 및 안전드림 앱에서 등록 신청)하면 치매환자 실종 시 경찰이 보다 신속하게 치매환자 정보를 확인하여 귀가를 도울 수 있다.

대상은 장기요양보험 재가급여 수급자로 시설급여 이용 시 사용이 불가하고, 5년 간 1대 대여가 가능하다. 대여료 비용은 월 880원~5,325원이다.

후생노동성은 2012년을 기준으로 일본의 65세 이상 치매 고령자가 462만 명에 이르며, 65세 이상 인구의 15%를 차지한다고 발표했다. 또 치매 전조 증상인 경도인지장애 환자도 400만 명에 이른다고 밝혔다. 경도인지장애의 절반 이상은 치매로 이어지지 않는다고 하지만 인지 기능 저하로 힘들어하는 사람들이 많다.

그 후 전국 규모의 조사가 진행되지는 않았지만 여러 조사로 미루어볼 때, 현재 치매 고령자 수는 600만 명 이상이며 경도인지장애도 비슷한 정도로 존재한다고 생각되므로 일본 인구의 10%에 이른다. 이러한 숫자를 보면, 인지 기능 저하로 걱정하고 치매 발병에 불안과 공포를 느끼는 사람이 얼마나 많을지, 주변 사람들의 고민과 괴로움은 어떨지 경험자 중 한 명으로서 상상이 된다.

2019년에 정부 각료회의에 따라 2025년까지의 정책 목표로 '치매 시책 추진 대강'이 발표되었는데, 그 내용은 '공생'과 '예방' 두 가지로 요약할 수 있다. 치매 환자가 익숙한 지역에서 계속 살 수 있는 사회를 만드는 것, 고령자의 인지 기능을 조금이라도 오랫동안 유지할 수 있는 예방법을 밝혀내는 것이다.

'공생'은 다양한 전문가가 서로 협력하는 구조인 지역포괄케어시스템과 더불어 민간 비영리 단체(NPO) 등의 자원봉사자, 나아가 아이부터 어른에 이르기까지 누구나 서로 돕는 사회가 되는 것을 목표로 한다. 2023년 6월 16일에 공표된 '치매 기본법'에서는 이러한 '공생 사회'를 지향하는 것을 강조한다. 또 학교 교육에서 치매 교육을 시행하는 것도 규정되었다. 그야말로 지역에 사는 다양한 사람들이 치매 환자를 돕는 공생 사회를 만들기 위해 노력하는 것이다.

치매 예방에 관하여 세계보건기구가 제시한 방침에는 알츠하이머 등의 신경 변성을 동반하는 치매의 발병을 예방하는 내용은 명시되지 않았지만, 치매 위험을 낮출 가능성이 있는 생활 습관 재검토를 시사하는 취지의 문언이 기재되었다. 그리고 일본에서도 국립장수의료연구센터를 중심으로 심신의 건강 상태를 유지하고, 치매 발병과 진행을 늦추기 위한 본격적인 연구가 시작되었다. 또 알츠하이머 발병 원인으로도 생각되는 독성화된 아밀로이드 β 단백질을 분해하여 제거하는 약의 개발도 활발해졌다. 특히 65세 미만의 나이에 발병하는 조기 치매는 직업이나 가정생활에 고령자 이상으로 큰 고민과 괴로움이 있으므로 이른 나이에 오는 치매의 발병과 진행을 예방하는 약의 개발은 긴급한 과제라고 할 수 있다.

세계에서 고령화가 가장 많이 진행된 나라인 만큼, 일본이 시행하고 있는 의료와 간병 실천 성패를 세계 각국의 전문가와 치매 환자 가족이 주시하고 있다. 2023년에 의장국으로 G7 정상회의가 일본에서 개최되었을 때, 동시에 개최된 각 분야의 장관급 회의에서 일본의 후생노동성 장관은 치매를 중요한 주제로 다루었고, 세계 각국 관계자도 일본을 찾아 국가적으로 일본의 위와 같은 시도에 주목했다.

2040년 일본의 고령화율(전체 인구 대비 고령자 비율)은 40% 가까이로 예상된다. 게다가 고령 인구가 더 늘어나기 때문에 치매 환자도 많아질 전망이다. 조금이라도 빨리 예방약뿐 아니라 치료법도 확립되길 바라지만 사멸된 뇌세포를 재생하는 치료법 확립은 쉽지 않다. 따라서 현재로서는 더 좋은 간병 방법을 연구해 치매 환자의 생활을 더 안전하고 쾌적하게 만드는 것이 가장 좋은 방법이다. 그리고 많은 사람이 경험을 공유하는 것이 매우 중요하다. 이 책이 조금이라도 앞으로의 치매 간병 발전에 도움이 되면 좋겠다.

사토 신이치

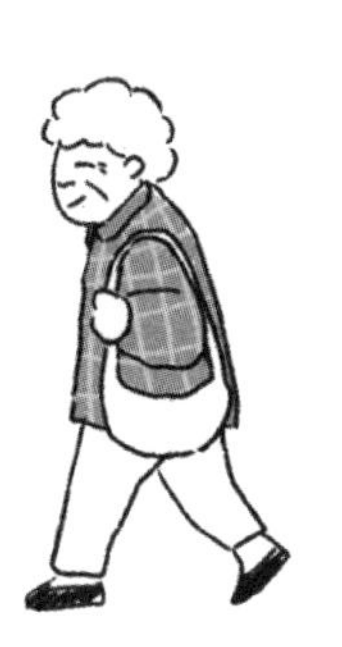

나는 케어 매니저*로 일하면서 매일 많은 치매 환자를 만난다. 저자와는 같은 오사카 사회복지사업단에 소속되어 있다. 우선 무엇보다 이 책의 주제인 '돌봄 언어의 중요성'에 대해 간병 현장에서도 마음을 쓰고 있다는 점이 전달되면 좋겠다.

전문 간병 직원들은 필사적으로 환자의 마음을 이해하려 한다. 무엇에 즐거워하는지, 무엇에 마음이 움직이는지 파악하면 그것을 기반으로 이야기를 시작할 수 있기 때문이다. 누구나 좋아하는 것이 있으며 상대방이 거기에 관심을 보이거나 이해해주면 기뻐한다. 또한 기쁨을 느끼면 몸과 마음이 부드러워지는 법이다.

치매 유형은 다양하지만 대부분 쉽게 화를 내거나 불안

---

* 간병이나 지원이 필요한 자의 상황에 맞춰 서비스를 받을 수 있도록 돌봄 계획을 작성하고 관련 기관과의 연락을 조정한다. -옮긴이

을 반복적으로 호소하는 증상을 보인다. 그럴 때마다 우리 직원들은 뭐라고 말할지를 가장 신경 쓴다. 예를 들어 치매와 약시가 있는 한 어르신이 쇼트 스테이*로 오신 적이 있었는데, 어르신은 창문에서 불어오는 바람을 느끼며 말씀하셨다. "무서워." 나는 물었다. "지금 어떤 풍경이 보이세요?" 어르신이 대답하셨다. "건물 옥상에 있어. 바람이 엄청 불어." 나는 어르신을 모시고 의자에 앉아 말했다. "높은 건물이 있네요. 여기는 안전지대니까 괜찮아요. 해가 잘 드는 곳이니 따뜻할 거예요. 같이 햇볕 쬘까요?" 따뜻한 음료를 마시며 함께 이야기를 나누자 어르신의 표정이 편안해졌다. 그의 말, 표정, 시선으로 알 수 있었다.

치매와 싸우는 것이 아니라 받아들이고 함께 살아가는 방법을 익히면 서로의 생활을 유지하기가 한결 쉬워진다. 우리는 그 방법을 매일 함께 찾아가고 있다.

* 재택 간병 중이던 고령자가 간병을 목적으로 단기간 시설에 입소하여 일상생활에 도움을 받을 수 있는 서비스. -옮긴이

참고문헌

佐藤眞一著, 『認知症の人の心の中はどうなっているのか?』(光文社)

大庭輝、佐藤眞一著, 『認知症 Plus コミュニケーション 怒らない · 否定しない · 共感する』(日本看護協会出版会)

ニコ · ニコルソン、佐藤眞一著, 『マンガ認知症』(筑摩書房)

佐藤眞一著, 『マンガでわかる　認知症の「困った」をズバッと解決!』(洋泉社)

佐藤眞一監修、ねこまき漫画, 『OXマンガで対応策がすぐわかる　身近な人が認知症になったら』(西東社)

佐藤眞一監修、北川なつ漫画, 『マンガで笑ってほっこり　老いた親のきもちがわかる本』(朝日新聞出版)

島影真奈美著, 『親の介護がツラクなる前に知っておきたいこと』(WAVE出版)

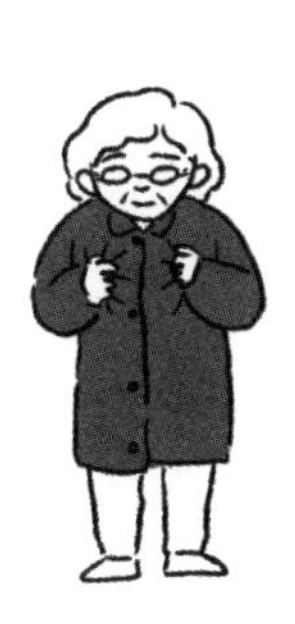

함께 살아가기 위한 말

초판 1쇄 발행 2024년 9월 5일

지은이 사토 신이치
옮긴이 이유진
펴낸곳 ㈜에스제이더블유인터내셔널
펴낸이 양홍걸 이시원

홈페이지 siwonbooks.com
블로그 · 인스타 · 페이스북 siwonbooks
주소 서울시 영등포구 영신로 166 시원스쿨
구입 문의 02)2014-8151
고객센터 02)6409-0878

ISBN 979-11-6150-883-2 03510

독자 여러분의 투고를 기다립니다.
책에 관한 아이디어나 투고를 보내주세요.
siwonbooks@siwonschool.com